100 days drill
for Brain Training

川島隆太教授の

もの忘れ
認知症
を撃退する

脳の体操
100日ドリル

宝島社

JN199466

はじめに

みなさん、こんにちは。

ようこそ、『もの忘れ・認知症を撃退する脳の体操100日ドリル』へ。

「昨日の夕食に何を食べたのか思い出せない」

「顔はわかるけど、名前が出てこない」

そんな状況が、少しずつ増えていませんか?

日本は、世界でも有数の長寿大国です。

今後も平均寿命は延びていくに違いありません。

　長生きすることは喜ばしいことですが、脳も体もいかに健康で長く生きるかが肝心です。

脳の機能は、ずばり、20歳から低下しはじめます。

　加齢とともに、もの忘れが多くなっていくのは、ある意味、自然の摂理なのです。

　そして、脳の働きが悪くなると「認知症」につながる可能性もあります。

　でも、歳のせいだから脳の衰えは仕方ないとあきらめないでください。

脳の機能は、何もしなければ一直線に下がってしまいますが、トレーニングをすることで、その下がり方をゆるやかにしたり、上げたりすることができるのです。

最新の脳科学で、「パズルを解く」という行為が、記憶力アップや脳全体を活性化させるために非常に有効なトレーニング方法であることがわかっています。

とくに、「数字を扱うもの」、「文字を扱うもの」が、脳の中でもっとも重要な働きをする「前頭前野」を活性化させるのにたいへん有効であることが、私たちが行ってきた実験で証明されています。

ですから、この本では、数字や文字を扱うパズルを中心に、100日分の問題を集めています。

いずれも、楽しみながら5分程度でできる問題になっています。

1日5分ずつ、100日間続けていただければ、あなたの脳は明らかに鍛えられます。

トレーニングは継続することが大事です。

ぜひ、このドリルに取り組むことを毎日の習慣にして、元気な脳で人生を楽しんでください。

川島隆太

川島隆太教授の
もの忘れ・認知症を撃退する
脳の体操100日ドリル

もくじ

はじめに ………… 2

本書の使い方 ………… 5

「スマート・エイジング」で人生を豊かに！ ………… 6

脳のしくみについて知ろう ………… 8

脳が衰えるとはどういうことなの？ ………… 10

「認知症」とはどんな病気？ ………… 12

最新脳科学でわかった脳の鍛え方 ………… 14

脳を鍛えると生活の質をアップできる！ ………… 16

脳を効率よく鍛えるポイント ………… 18

問題ページ ………… 20

解答ページ ………… 130

「ナンバープレイス」のルールと解き方 ………… 156

もの忘れ・認知症を撃退する実践アドバイス

①ドリルは静かな環境で午前中に行うと効果的！ ………… 34

②早寝早起きで良質な睡眠をとろう！ ………… 48

③右手と左手で別々の動きをして脳を活性化！ ………… 56

④テレビを見すぎていませんか？ ………… 66

⑤朝食はパンよりごはんがおすすめ！ ………… 80

⑥手料理で脳をフル回転！ ………… 98

⑦簡単な運動で脳を刺激しよう ………… 112

本書の使い方

❶ ドリルをはじめる前に

6～19ページを読んで、脳のしくみや脳を鍛える効果に目を通しましょう。

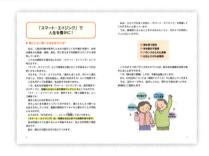

❷ 『もの忘れ・認知症を撃退する脳の体操100日ドリル』を行う

21ページからはじまるドリルに、毎日、1日分ずつ取り組みましょう。正解するかどうかは気にせず、「速く解く」ことを意識して解いてください。解き終わったら、131～155ページの解答を見て、答え合わせをしましょう。

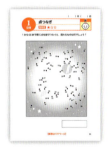

❸ 「もの忘れ・認知症を撃退する実践アドバイス」を読む

日常生活で実践できる「脳の体操」などを紹介しています。生活習慣の改善でも、脳は元気になります。できることからはじめてください。

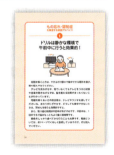

「スマート・エイジング」で 人生を豊かに！

▶ 歳とともに賢くなる生き方とは?

　私は、人間の行動や思考にともなう脳のしくみや働きを調べ、生命の誕生から発達、成熟、老化、死に至るまでの加齢のメカニズムを研究しています。

　これらの研究から導き出したのが、「スマート・エイジング」という考え方です。

　「アンチ・エイジング」という言葉なら聞いたことがあるという方は多いかもしれません。

　そもそも、アンチ・エイジングは、「歳をとることは、みにくく退化すること。だから、老化を防止し、若返りをめざそう」という発想です。

　このネガティブな言葉が、私は好きではありません。

　一方、私たちが提唱する「スマート・エイジング」は、逆の発想で、ポジティブに、加齢とともに人生を豊かにしていこうというものです。

　「スマート・エイジング」とは、直訳すると、「賢く加齢する」という意味です。

　歳をとることは正常なことです。

　何もしないまま歳をとっていくのではなく、歳とともにより賢くなる生き方をしていけば、最期の瞬間までイキイキと暮らすことが可能となるのです。

　もう60代、70代だから……、といって躊躇してはいけません。

　「スマート・エイジング」は、何歳からはじめても効果があります。

　脳は何歳からでも鍛えることが可能であると、私たちの研究で実証済みです。

　脳は、鍛えれば鍛えるだけ応えてくれます。

私は、ひとりでも多くの方に、「スマート・エイジング」を実践していただきたいと思っています。
　では、具体的にどんなことをするのかというと、次の4つを実践していけばいいのです。

> ❶ 頭を使う習慣
> ❷ 体を動かす習慣
> ❸ バランスのとれた食事
> ❹ 社会とかかわる習慣

　これらの4つのバランスがとれていれば、脳も体も健康な状態で歳をとることができます。
　①の「頭を使う習慣」こそが、本書の出番となります。
　また、それ以外については、「実践アドバイス」でご紹介していきます。
　では、次のページから、脳のしくみと、頭をどう使えばいいのか、具体的にご説明します。

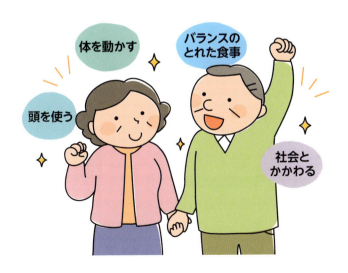

脳のしくみについて知ろう

▶ もっとも重要な働きをしている前頭前野とは?

　人間の脳は、右脳と左脳からなり、それぞれ「前頭葉」、「頭頂葉」、「側頭葉」、「後頭葉」という4つの部分に大きく分けられます。

　人間の脳でもっとも重要な働きをしている「前頭前野」は、額のすぐうしろ、前頭葉という部分にあります。これまでの研究から、前頭前野は、「ものごとを記憶する」、「考える」、「行動や感情をコントロールする」、「人とコミュニケーションをとる」という、人間らしく生きるために大切なことをつかさどっていることがわかりました。まさに、前頭前野は、人間を人間らしくするという、脳でもっとも重要な働きをしています。

　MRI装置や光トポグラフィーという脳の血流を測定する機械を用いて、前頭前野の働きを調べたところ、「簡単な計算を速く解く」、「音読を速く行う」、「他人とかかわりあっている」ときに、活発に働いていることがわかりました。

　ちなみに、テレビやパソコン、携帯電話に触れているときには、前頭前野はほとんど使われていません。また、考えごとをしたり、複雑な計算問題を解いているときも、前頭前野はほとんど働いていません。

　では、どんなときに活性化しているのかというと、実際に手を使って文字や数字を書く作業をしているときです。また、難しい問題よりも、やさしい問題をできるだけ速く解くほうが活性化します。

　どうしてなのか、その理由はまだわかっていませんが、私たちの脳がそういう性質を持っていることが、科学的に明らかになっています。

　ですから、本書の数字や文字を扱う問題に取り組むことで、前頭前野を刺激し、脳を鍛えることができるのです。

● 人間らしさをつかさどる「前頭前野」

点つなぎ、サイコロ展開図、ぬり絵パズルなど、空間的な位置の関係にかかわるパズルで鍛えられます

前頭葉（ぜんとうよう）
運動、言語、人間らしさをつかさどる

頭頂葉（とうちょうよう）
触覚、空間認知をつかさどる

前頭前野（ぜんとうぜんや）
（前頭葉の一部）
①記憶する
②考える
③行動や感情を抑制する
④他者とコミュニケーションをとる

後頭葉（こうとうよう）
視覚をつかさどる

側頭葉（そくとうよう）
記憶、聴覚をつかさどる

ナンバー結び、足し算ブロック、漢字ダイヤモンドなど、数字や文字を扱うパズルで鍛えられます

鏡文字探し、文字アートといった、ものの形の認識に関係するパズルで鍛えられます

脳が衰えるとはどういうことなの？

▶ 20歳頃から脳の機能は低下しはじめる

　脳研究の発達によって、長いあいだわからなかった脳の働きについて、どんどん解明されてきています。

　脳には、いろいろな機能が備わっています。

　話す、聞く、見る、体を動かす、記憶する、考える、行動や感情を抑制する、人とコミュニケーションをとる、暑さや寒さを感じる……など、私たちが生きていくうえで欠かせないことのすべてに指令を出すのが脳なのです。

　脳の機能は、ずばり、20歳から低下しはじめることがわかっています。

　くり返しになりますが、歳をとるにつれて、もの忘れが多くなっていくのは、ある意味、自然なことなのです。

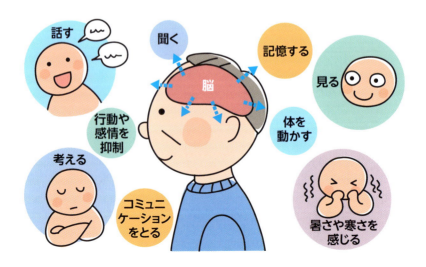

▶ 記憶力や行動制御の能力が低下する

　その一方で、歳を重ねれば、知恵や知識が増えていきます。
　脳の機能が多少低下しても、それらがカバーしてくれるわけです。
　ところが、40代以降になると、知恵や知識ではカバーできないほど、脳の機能が低下していきます。「もの忘れがひどくなった」と自覚するようになるのはこのためです。
　==脳の機能低下とは、すなわち「前頭前野の働きが衰える」ということです。==
　前頭前野が衰えると、人はどうなってしまうのでしょうか。
　考える力や理解する力が弱まり、ささいなことでイライラや不安を感じやすくなります。そして、もどかしさや怒りといった感情をどうすることもできず、暴言や暴力という行動にうつしてしまうのです。
　また、人間関係のトラブルを起こしたり、人とかかわることが面倒になったりもします。
　程度の差はありますが、脳機能の低下は、これらのような「行動制御」の能力を低下させてしまいます。
　でも、==脳も体と同様に、積極的に鍛えれば、衰え方をゆるやかにしたり、衰え知らずの脳にしたりできるのです。==

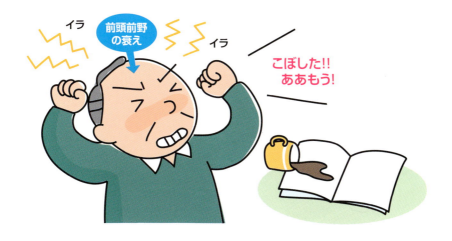

「認知症」とはどんな病気?

▶ 加齢によるもの忘れと認知症によるもの忘れは違う

　「高齢者がもっともなりたくない病気は、がんよりも認知症」という声を最近よく耳にします。

　認知症とは、病気の名称ではなく、脳の神経細胞が壊れたり、なんらかの病気によって引き起こされる症状や状態の総称です。

　脳の中で情報を伝達している神経細胞が徐々に死んでいき、脳が正常に機能しなくなると、もの忘れがはじまり、症状が進行すると、だんだん理解する力や判断する力がなくなって、日常生活に支障が出てくるようになります。

　認知症は、いろいろな原因で起こります。

　日本人にもっとも多いのが、アルツハイマー型認知症で、認知症全

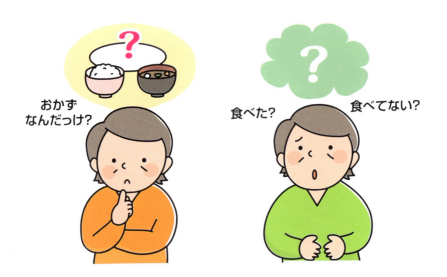

●加齢によるもの忘れと認知症によるもの忘れの違い

加齢によるもの忘れ	認知症によるもの忘れ
もの忘れを自覚している	もの忘れの自覚がない
体験したことの一部を忘れる	体験したこと自体を忘れる
ヒントがあれば思い出せる	ヒントがあっても思い出せない
日常生活に支障はない	日常生活に支障がある
判断力は問題ない	判断力に問題がある

体の半数ほどを占めています。

　そのほか、レビー小体型認知症、脳出血や脳梗塞が原因で起こる血管性認知症があります。

　認知症でなくても、加齢とともにもの忘れが増えていくことは前のページで説明しましたが、加齢によるもの忘れと、認知症によるもの忘れには違いがあります。

　加齢にともなうもの忘れは、体験の一部を忘れますが、認知症にともなうもの忘れは、体験のすべてを忘れてしまいます。

　具体的には、加齢にともなうもの忘れでは、夕食のおかずの一部を思い出せなかったりしますが、認知症では食事したことを忘れてしまうのです。

　認知症は、もの忘れの自覚がないため、ヒントがあっても思い出すことができません。

　そして、症状が進行していくと、自分のまわりの現実をどんどん認識できなくなっていき、会話が通じなくなり、着替えやトイレに行くことも難しくなります。

　認知症という病気は、ご本人にとっても、ご家族にとっても、大きなダメージをあたえます。

　人生の晩年まで脳の機能を維持し、認知症におびえずに暮らすことができるように、本書で脳を鍛えていただきたいと切に願っています。

最新脳科学でわかった脳の鍛え方

▶ 薬を使わずに脳の機能を回復！

　これまで、認知症は初期の段階で見つかったとしても、治療法がないと思われていました。

　しかし、近年、認知症の症状を改善させる効果的な方法が見つかりました。

　それが、私たちが進めている「学習療法」です。

　日本公文教育研究会のくもん学習療法センターとの共同研究により、国内外で実証実験を行い、人種や言語に関係なく、改善効果があることが証明されています。

　右ページのグラフは、仙台市と東北大学が共同で行った学習療法の結果を示しています。認知症の高齢者を 2 つのグループに分け、学習療法の開始前と開始後に脳の機能検査を行いました。

　どちらのグループも学習療法を 6 カ月間続けた結果、脳機能が向上したことが実証されました。

　さて、「学習療法」とは、どんなものだと思いますか？

　難しそうと思われるかもしれませんが、じつはそんなことはないのです。 1 ケタの計算や、簡単な文字の暗唱、書き取りといった、 1 日 10〜15 分程度の単純作業です。

　そう、いわゆる"脳トレ"の理論そのものなのです。

　数字や文字という「記号」を使って脳にできるだけ速く情報を処理させることで脳を鍛え、脳の機能低下を防ぐというわけです。

　この理論を応用して作ったのが本書です。

　本書のドリルを 100 日間続けていただければ、学習療法と同様の効果を実感できるはずです。

● 認知症の高齢者が学習療法で脳機能を改善！

認知症の高齢者を最初の6カ月に学習したグループ（青／51名／平均年齢75.2歳）と後半の6カ月に学習したグループ（赤／47名／平均年齢75.6歳）に分け、学習療法の前後に脳の機能検査を行ったところ、どちらのグループも簡単な計算と音読を6カ月間続けた結果、脳機能が向上しました。

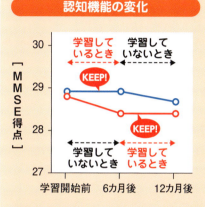

MMSE:理解する力や判断する力などの認知力を調べるテスト

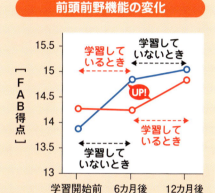

FAB:言葉をつくり出す力や行動を制御・抑制する力などの前頭葉機能を調べるテスト

● 学習療法による効果と改善例

認知症患者が学習療法を一定期間続けた結果、以下の改善が見られました。

- ● 会話が通じるようになった
- ● 家族の顔を認識できるようになった
- ● ひとりで着替えができるようになった
- ● 無表情だった人が笑顔を見せるようになった
- ● 他人に無関心だった人が自分から周囲の人に声をかけるようになった
- ● 意欲が出て、リハビリやレクリエーションに積極的に参加するようになった

脳を鍛えると生活の質をアップできる！

▶ 頭がすっきりし、日々の暮らしも豊かに

　これまで脳のしくみや鍛え方を説明してきましたが、「本当にパズルを解くだけで、もの忘れや認知症を撃退できるの？」と半信半疑の方もいらっしゃることと思います。

　でも、本当です。

　最新の脳科学の研究から、**数字や文字のパズルに毎日取り組み、脳を鍛えると、もの忘れをしにくくなるだけでなく、日常生活全体によい効果があらわれること**がわかっています。

　つまり、毎日、脳のトレーニングを実践することで、**もの忘れや認知症に負けない脳を手に入れ、自立した暮らしを実現することができる**のです。

　では日々の生活でどんなことがよくなるのか、具体的に見ていきましょう。

| 感情をコントロールできる | → | キレることがなくなり穏やかに過ごせる |

　人は、歳をとると、感情をコントロールできなくなりキレやすくなります。これは、脳の衰えの初期症状といえます。

　パズルなど日々のトレーニングで前頭前野を鍛えると、感情や行動を抑えることができ、突発的にキレることがなくなり、穏やかに過ごせます。

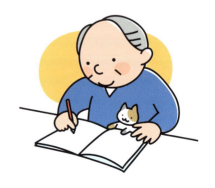

判断力や注意力が高まる → 自信を持ってひとりで出かけられる

脳のトレーニングによって、判断力や注意力、空間認知能力も高めることができます。

道に迷わず目的地にたどり着ける、人ごみで落ち着いて行動できる、地図や交通機関を使いこなし遠出したり旅行に出かけるなど、人生が豊かになり、楽しみが増えます。

普段と違う環境に出かけることで、脳はイキイキしますよ。

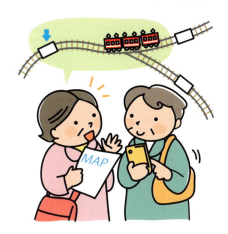

興味や意欲がわく → 脳はもちろん心も豊かになる

脳は新しいことが大好きで、知的好奇心は脳を元気にします。

芸術に触れたり趣味を楽しんだりすると、脳だけでなく、心も豊かになります。

囲碁や将棋などの対戦型ゲーム、習いごとやサークルで交友を深めることも、脳にとっては喜ばしいことです。

人との交流も、脳を刺激します。社会とのつながりがなくなると、脳への刺激が減り、認知症のリスクが高くなります。趣味などの集まりにも積極的に参加してください。

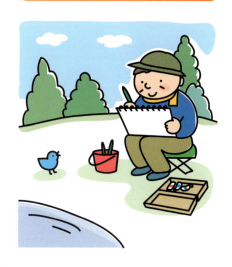

脳を効率よく鍛えるポイント

▶ 活性化した状態でトレーニングを行う

　前のページで、数字や文字を扱うことで、脳を鍛えることができると説明しました。

　より具体的に説明すると、数字や文字という「記号」を素早く処理することで前頭前野が活性化します。

　この活性化した状態で、「回転速度」を速め、「作動記憶(ワーキングメモリー)」を広げるトレーニングを行うと、前頭前野の体積が増えることがわかっています。

　「活性化」とは、脳の血流が盛んになっている状態のことです。勘違いしやすいのですが、活性化したからといって、脳が鍛えられるわけではありません。活性化した状態で脳のトレーニングを行うと、効果が出やすいということなのです。

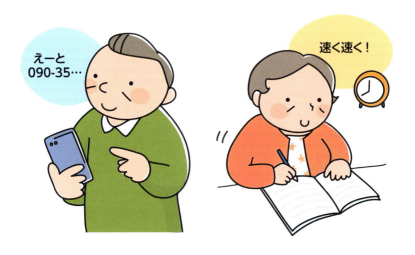

● 脳を鍛えるときのポイント

間違いを気にせず、できるだけ速く解く
一時的に記憶する作業をくり返し、脳の作動記憶を広げる

前頭前野を活性化したうえで「速さ」と「記憶」を鍛える

脳の体積が増え、より働きやすい脳に変化！

　「体積が増える」のは、神経細胞間で情報を送りあう神経線維が長くなったり枝分かれが増えたりして、前頭前野の神経回路がもっと複雑になり、より働きやすい脳に変化していくのです。
　また、これまでの研究から、脳を効率よく鍛えるコツも判明しています。
　ひとつは、脳の回転速度を高めるために、パズルや簡単な計算問題を解くとき、間違いを気にせず、できるだけ速く解くこと。じっくり考えて解いても、脳は鍛えられません。大切なのは、正解することではなく、とにかく素早く解くことです。
　もうひとつは、数字や文字などを一時的に記憶する作業をくり返すこと。「電話をかけるために、一時的に番号を覚える」、「人との会話の内容を記憶して、あとで書き留める」など、「どれだけ多くの記憶を一時的に脳内にとどめられるか」というトレーニングを行うと、脳の作動記憶が広がり、記憶力を高めることができます。
　ここまで、脳のしくみや働き、そして、脳の鍛え方について解説してきました。
　では、実際に、21ページからのトレーニングに取り組んでみてください。

もの忘れ・認知症を撃退する
脳の体操
100日ドリル

問題

22種類の問題を集めました。
どの問題も、5分をめどに解いてください。
速く解くことで、脳を鍛えることができます。難易度は目安です。
たとえ解けなくても気にしないでください。

それぞれの問題には、脳のどの部分に効果があるのかを示すアイコンがついています。頭マークは頭頂葉、側マークは側頭葉、前マークは前頭前野に効果があります。

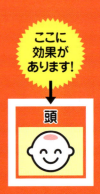

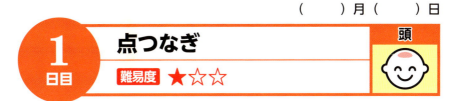

1日目 点つなぎ

難易度 ★☆☆

1から66まで順に点を線でつなぐと、現れるものは何でしょう？

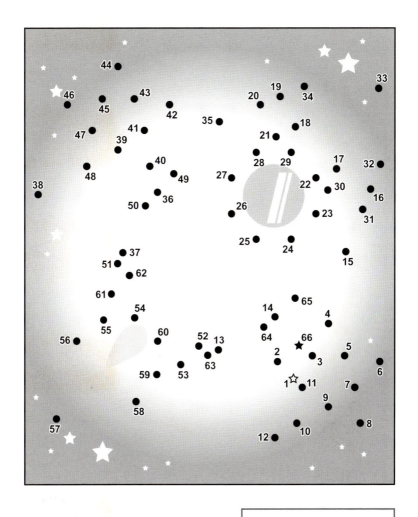

【解答は131ページ】

2日目 鏡文字探し

難易度 ★☆☆

「かざぐるま」の文字の中で左右が反転した「鏡文字」の個数はいくつでしょう？

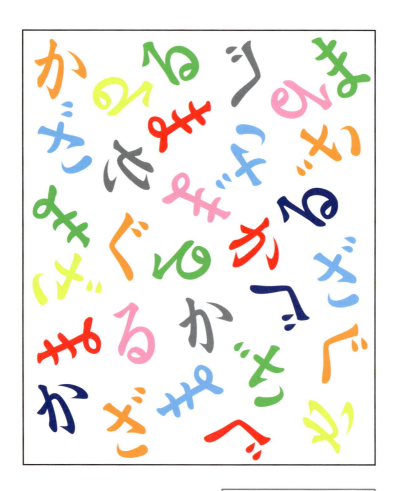

【解答は131ページ】

(）月（ ）日

3日目 間違い探し
難易度 ★☆☆

上下の絵には違うところが5カ所あります。それはどこでしょう？
違いがわかったら下の絵に丸をつけましょう。

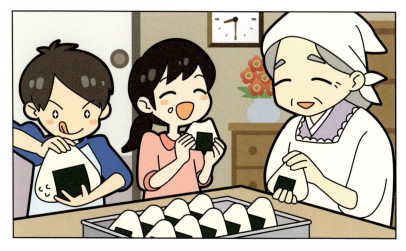

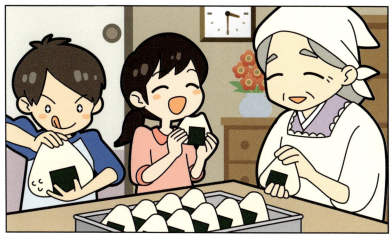

【解答は131ページ】

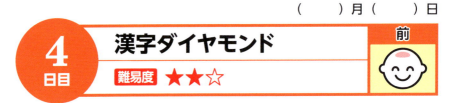

4日目 漢字ダイヤモンド

難易度 ★★☆

例題のように二字熟語ができるよう中央に漢字を入れてください。最後にAとBに入れた2つの漢字でできる二字熟語を答えてください。

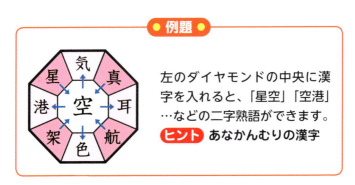

●例題●

左のダイヤモンドの中央に漢字を入れると、「星空」「空港」…などの二字熟語ができます。

ヒント あなかんむりの漢字

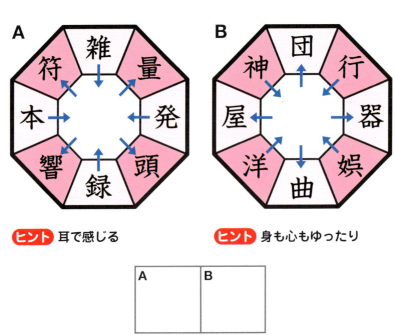

ヒント 耳で感じる

ヒント 身も心もゆったり

ナンバー結び

難易度 ★★★

( ) 月 ( ) 日

次のルールに従って、すべてのマスに数字を埋めてください。
- タテ5列、ヨコ5列のそれぞれの列に、1〜5の数字が必ず1つずつ入ります。
- 線で結ばれた同じ色のグループにも、1〜5の数字が必ず1つずつ入ります。

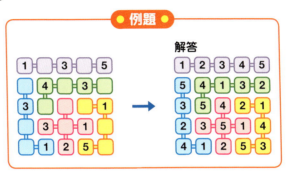

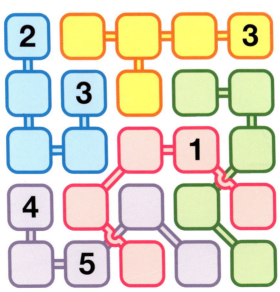

【解答は132ページ】

( )月( )日

6日目 文字アート
難易度 ★☆☆

頭&側

文字が集まってできたイラストがあります。このうちリストの文字以外のものが3つ含まれています。それは何でしょう？

リスト
鶏・青・空・草・原

【解答は132ページ】

( ) 月 ( ) 日

7日目 イラストリンク

難易度 ★☆☆

次のルールに従って、同じイラストを線でつないでください。
- 線はタテとヨコに進み、ナナメには進めません。
- 線はすべてのマスを1度ずつ通り、線同士が交差したり、他のイラストの上を通過することはありません。

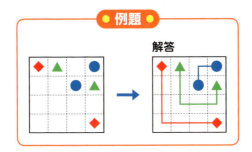

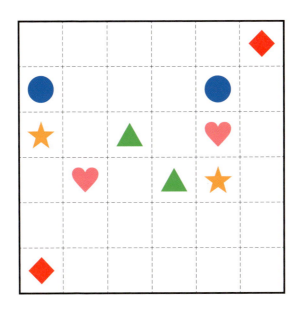

【解答は132ページ】

27

( )月( )日

四字熟語の各漢字の一部を拡大したものがあります。隠れた部分を推理して元の四字熟語を導き出し、A・Bの漢字をつなげてできる二文字の熟語を答えてください。

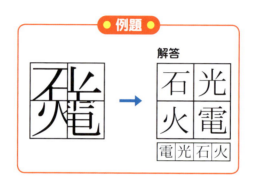

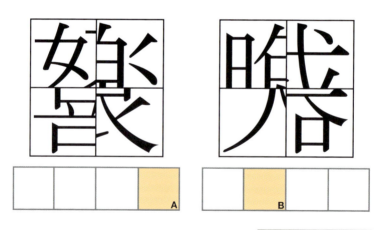

【解答は132ページ】

1〜20までの整数のうち足りない数字が2つあります。その2つの数字を足したらいくつになるでしょう？

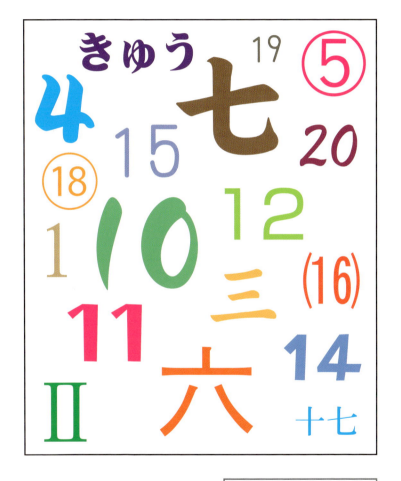

【解答は133ページ】

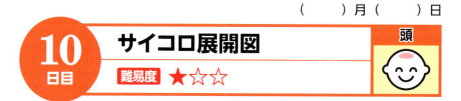

10日目 サイコロ展開図

難易度 ★☆☆

見本の展開図を組み立ててできる立方体として、正しいものは①～④のどれでしょう？　正しいものを丸で囲みましょう。

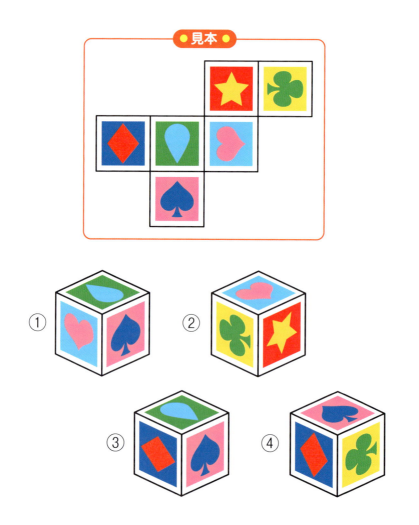

【解答は133ページ】

5つの果物を20秒で覚え、次に計算問題を解いてください。そのあと、ページをめくり、問題に答えてください。

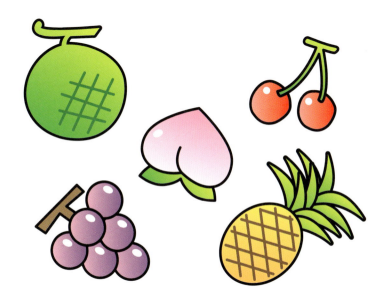

① 1 + 3 = 　　② 7 − 4 =

③ 4 + 5 = 　　④ 9 − 3 =

計算問題を解いたら、ページをめくってください。

【解答は133ページ】

➡ 前のページにあった5つの果物を思い出して書いてください。

【解答は133ページ】

( ) 月 ( ) 日

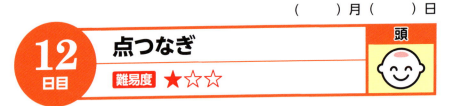

1から47まで順に点を線でつなぐと、現れるものは何でしょう？

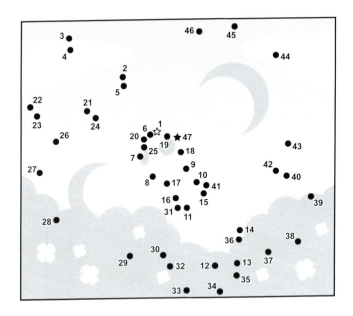

【解答は133ページ】

( )月( )日

ぬり絵パズル

13日目

難易度 ★☆☆

ひらがなの入っているマスをぬりつぶすと、現れるものは①～③のどれでしょう？

①ユリ　②チューリップ　③アサガオ

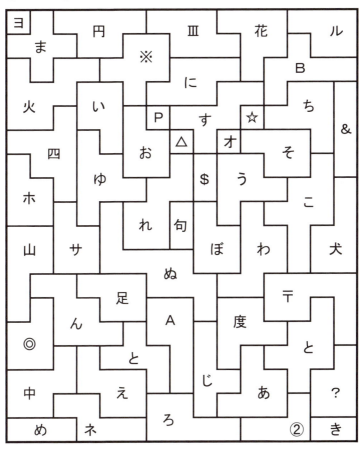

【解答は134ページ】

もの忘れ・認知症
を撃退する実践アドバイス

1

ドリルは静かな環境で
午前中に行うと効果的！

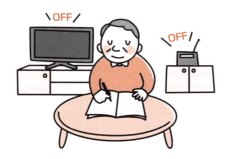

　問題を解くときは、できるだけ静かで集中できる場所を選び、取り組んでみてください。

　テレビを見ながらや、見ていなくてもテレビをつけた状態や音楽を聴きながらでは、脳を鍛える効果がまったくないことがわかっています。

　問題を解くあいだの数分間は、テレビやラジオを消してくださいね。まわりがにぎやかで、どうしても集中できないときは、耳せんを使うと効果的ですよ。

　また、取り組む時間は午前中がおすすめです。午前中は、1日のうちで脳がもっともよく働く時間帯です。

　朝食をしっかり食べてから行うことも大事です。朝食については、80ページでくわしく説明していますので、ぜひ読んでください。

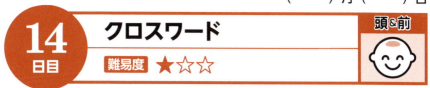

クロスワード

難易度 ★☆☆

タテ・ヨコのカギを読んでクロスワードを解き、A～Cでできる言葉を答えてください。

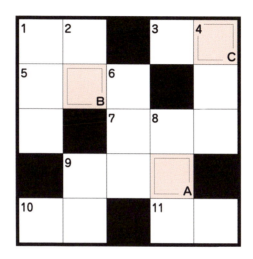

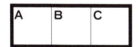

タテのカギ
1. 東の空から昇る太陽
2. 昔話の鶴はハタを織って返した
4. 盆正月などに、故郷へ帰ること
6. 意思の○○○をはかる
8. 「オペラ」の日本語
9. 十二支では丑と卯の間

ヨコのカギ
1. 赤と混ざれば紫になる
3. 後悔○○に立たず
5. 呼吸に欠かせない気体
7. 稲荷神社は狐、春日神社は鹿
9. 山道を登りつめた所
10. きれいな○○にはトゲがある
11. Nで表す方角

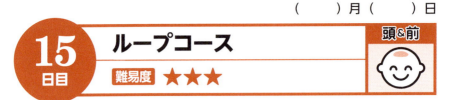

すでにかき込まれている線のように、点と点をタテ・ヨコの線でつないで、ひとつながりの輪を作ってください。
- 数字はその数字のまわりの4つの辺に引く線の数です。
- 線は交差したり、枝分かれしたりしてはいけません。
- 線を引けない場所には×を記入しながら進めていきましょう。0のまわりの4辺はすべて×になります。

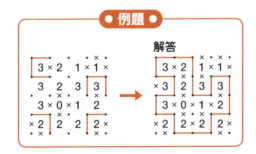

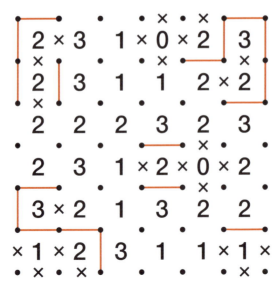

【解答は134ページ】

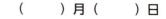

16日目 ブロック分割

難易度 ★☆☆

例題のように、リストの言葉をマスから探し分割してください。

ツ	プ	バ
キ	ヤ	シ
ス	セ	ワ

リスト
スキップ
バシャ（馬車）
セワ（世話）

→ 解答

ツ	プ	バ
キ	ヤ	シ
ス	セ	ワ

「ッ」や「ャ」などの小さい文字も大文字として扱います。

マ	ー	ピ	ス	ル
ン	イ	ド	サ	リ
ツ	セ	ル	ヒ	カ
タ	バ	キ	ザ	ピ
ク	イ	ヌ	ン	セ

リスト

サドル　　　　　ピーマン
センヌキ（栓抜き）　ヒカリ（光）
タッセイ（達成）　ピザ
バイク　　　　　ルス（留守）

【解答は134ページ】

17日目 足し算ブロック

難易度 ★★☆

次のルールに従って、すべてのマスに数字を埋めてください。
- タテ5列、ヨコ5列のそれぞれの列に、1～5の数字が必ず1つずつ入ります。
- ○で囲まれた数字は、太線のブロックに入る数字の合計です。
- 例題の⑦のブロックのような太線のブロックの中には同じ数字が入ることもあります。

● 例題 ●

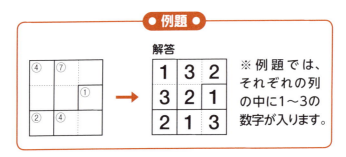

※例題では、それぞれの列の中に1～3の数字が入ります。

【解答は135ページ】

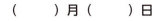

18日目 言葉探し
難易度 ★★☆

例題のように、リストの言葉をタテ・ヨコ・ナナメの8方向に探してください。リストに残った言葉は何でしょう？

例題

リスト
シャツ
ソラ（空）
ナッツ
マド（窓）

→ 解答

「ッ」や「ャ」などの小さい文字も大文字として扱います。文字は重複して使うこともあります。

ー	ロ	エ	ブ	チ	ク
キ	ク	イ	タ	ロ	フ
ツ	ン	バ	イ	イ	ク
ク	チ	ユ	サ	ハ	コ
ミ	サ	ハ	シ	ロ	ウ
カ	ゲ	ボ	ウ	シ	コ

リスト

ウロコ（鱗）
カゲボウシ（影法師）
クチブエ（口笛）
クッキー
コウコク（広告）
サイフ（財布）
サクブン（作文）
シシュンキ（思春期）
ツクエ（机）
ハイイロ（灰色）
ハサミ（鋏）
ブタ（豚）
フロ（風呂）
ミチバタ（道端）

【解答は135ページ】

(）月（ ）日

19日目 ナンバープレイス

難易度 ★★★

頭&前

次のルールに従って、すべてのマスに数字を埋めてください。
● タテ9列、ヨコ9列、3×3のブロックのどれにも、1～9の数字が必ず1つずつ入ります。

くわしいルールは、156～157ページを見てください。

	4	7	5		3	9	2	
	8			6			5	
3		5	9	2	7	6		8
1	6						3	4
4		9	1	3	5	8		2
	2		8		6		1	
		6	2		8	4		
2	3			7			8	5
8			3		4			6

40 **【解答は135ページ】**

20日目 カナ詰めクロス

難易度 ★★☆

頭&前

例題のように、リストの文字を空きマスにあてはめて、言葉を完成させてください。

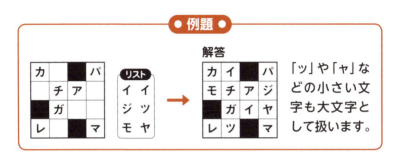

「ッ」や「ャ」などの小さい文字も大文字として扱います。

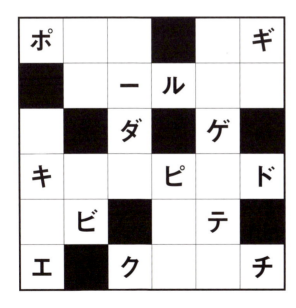

リスト: イ ス ノ プ ヨ ロ ン ア ウ ッ パ ユ リ ー

【解答は135ページ】

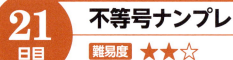

( )月( )日

次のルールに従って、すべてのマスに数字を埋めてください。
- タテ5列、ヨコ5列のそれぞれの列に、1〜5の数字が必ず1つずつ入ります。
- マスの間にある不等号は上下、左右のマス、それぞれの数の大小をあらわします（大きい数＞小さい数）。

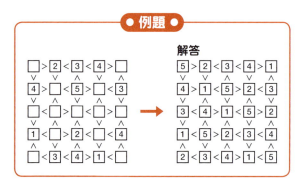

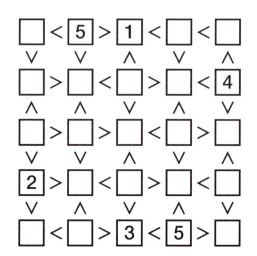

【解答は136ページ】

22日目 クロスワード

難易度 ★☆☆

タテ・ヨコのカギを読んでクロスワードを解き、A〜Cでできる言葉を答えてください。

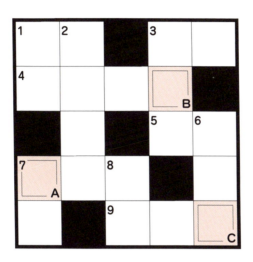

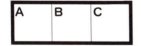

タテのカギ
1. 能ある鷹は○○を隠す
2. バーテンダーが作るおしゃれなお酒
3. 瓦ぶきの屋根
6. 腕前も人柄もすぐれた医師
7. 茶道の心は、○○とさび
8. 磨いて出す光沢

ヨコのカギ
1. 刀剣などの手で握る部分
3. ○○が西向きゃ尾は東
4. 小さなミスに○○○○を立てる
5. 昔話で、浦島太郎が助けた生き物
7. 小夜曲＝セレナーデ、円舞曲＝？
9. ネオンきらめく街の眺め

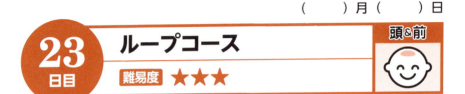

ループコース

難易度 ★★★

すでにかき込まれている線のように、点と点をタテ・ヨコの線でつないで、ひとつながりの輪を作ってください。
- 数字はその数字のまわりの4つの辺に引く線の数です。
- 線は交差したり、枝分かれしたりしてはいけません。
- 線を引けない場所には×を記入しながら進めていきましょう。0のまわりの4辺はすべて×になります。

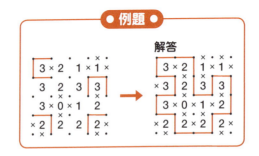

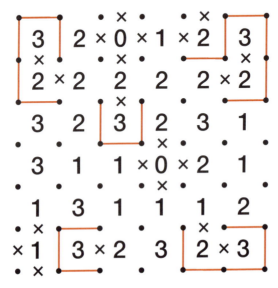

【解答は136ページ】

24日目 ブロック分割

難易度 ★☆☆

例題のように、リストの言葉をマスから探し分割してください。

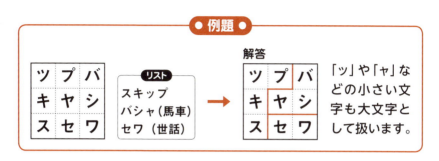

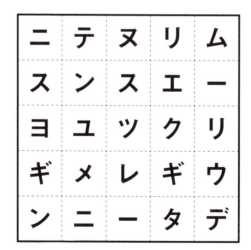

リスト

- ウデ（腕）
- ギター
- クリーム
- テニス
- ニンギョ（人魚）
- ヌリエ（ぬり絵）
- ユメ（夢）
- レッスン

【解答は136ページ】

( ) 月 ( ) 日

足し算ブロック

難易度 ★★☆

次のルールに従って、すべてのマスに数字を埋めてください。
● タテ5列、ヨコ5列のそれぞれの列に、1～5の数字が必ず1つずつ入ります。
● ○で囲まれた数字は、太線のブロックに入る数字の合計です。
● 例題の⑦のブロックのような太線のブロックの中には同じ数字が入ることもあります。

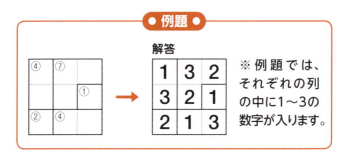

【解答は137ページ】

( ) 月 ( ) 日

26日目 漢字スケルトン

難易度 ★☆☆

例題のように漢字スケルトンを完成させてください。リストに残った言葉は何でしょう？

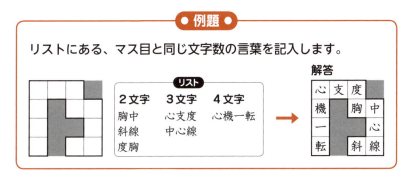

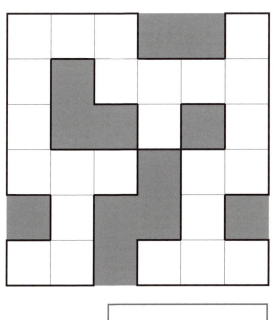

リスト

2文字
映画
生花
同行
鳥居

3文字
人物画
成人式
大学生
大部分
同級生
両生類

4文字
花鳥風月
大器晩成
蜜月旅行

【解答は137ページ】

もの忘れ・認知症
を撃退する実践アドバイス

2

早寝早起きで良質な睡眠をとろう！

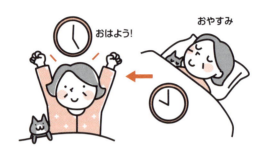

　睡眠の時間と質は、脳に大きく関係しています。眠っているあいだ、脳は休んでいます。十分に眠ることで脳を休ませてあげることも重要です。

　脳科学の観点からみると、理想の睡眠時間は7時間程度です。毎日決まった時間に寝て、決まった時間に起きるという規則正しい習慣を身につけることをおすすめします。

　朝は5〜6時に起き、6〜7時から仕事や勉強をはじめるのが、脳のリズムに合っていることがわかっています。

　睡眠時間が短いと、「海馬」が萎縮し脳の老化が早くなるという研究結果も出ています。海馬は、大脳の側頭葉の奥にあり、おもに記憶をつかさどる部分です。

　海馬は、何歳になっても鍛えることができますが、認知症になると真っ先にダメージを受ける部位でもあります。

　また、認知症の原因となる有害物質も、睡眠をたっぷりとることで洗い流されることがわかっています。

( ) 月 ( ) 日

四角に区切ろう

難易度 ★★★

次のルールに従って、すでに区切られている四角のように盤面を四角（正方形または長方形）に切り分け、指定したイラストが入っている四角の中の、数字の合計を答えてください。

- どの四角にも数字とイラストが1つずつ入ります。四角が重なることはありません。
- 数字は、その数字が含まれる四角のマスの数です。例えば「4」が入る四角は2×2、1×4、4×1の3つの形があります。

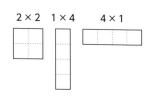

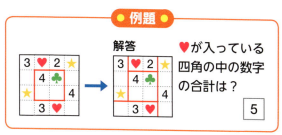

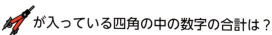
が入っている四角の中の数字の合計は？

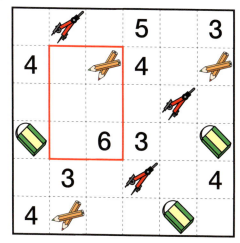

【解答は137ページ】

28日目 漢字ダイヤモンド

難易度 ★★☆

( )月( )日

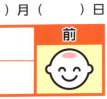

例題のように二字熟語ができるよう中央に漢字を入れてください。最後にAとBに入れた2つの漢字でできる二字熟語を答えてください。

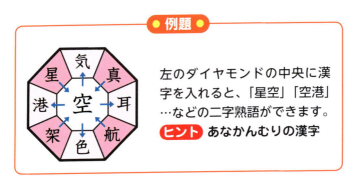

●例題●

左のダイヤモンドの中央に漢字を入れると、「星空」「空港」…などの二字熟語ができます。
ヒント あなかんむりの漢字

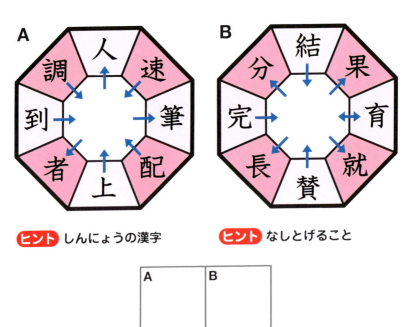

ヒント しんにょうの漢字　　**ヒント** なしとげること

A	B

【解答は137ページ】

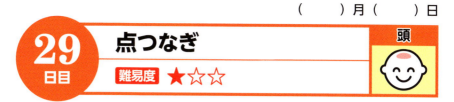

29日目 点つなぎ

難易度 ★☆☆

1から54まで順に点を線でつなぐと、現れるものは何でしょう？

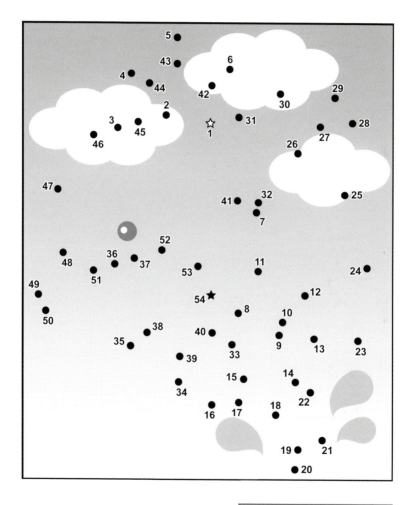

【解答は138ページ】

30日目 文字アート

難易度 ★☆☆

文字が集まってできたイラストがあります。このうちリストの文字以外のものが3つ含まれています。それは何でしょう？

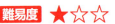

リスト: 流・星・夜・空・街

( )月( )日

ナンバー結び

難易度 ★★★

次のルールに従って、すべてのマスに数字を埋めてください。
- タテ5列、ヨコ5列のそれぞれの列に、1〜5の数字が必ず1つずつ入ります。
- 線で結ばれた同じ色のグループにも、1〜5の数字が必ず1つずつ入ります。

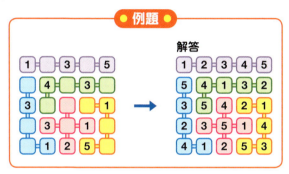

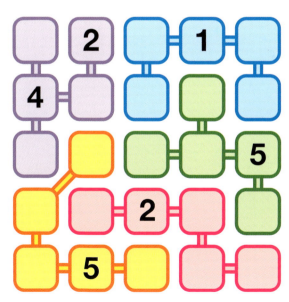

【解答は138ページ】

( )月( )日

32日目 間違い探し
難易度 ★★☆

頭&前

上下の絵には違うところが5カ所あります。それはどこでしょう？
違いがわかったら下の絵に丸をつけましょう。

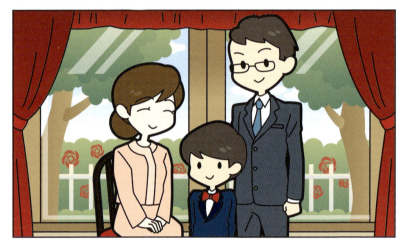

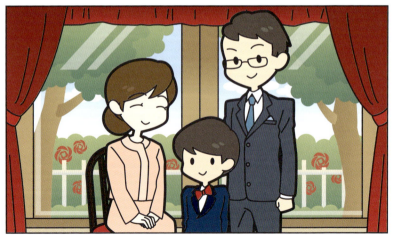

【解答は138ページ】

33日目 足りない数字足し算

難易度 ★☆☆

( )月( )日

頭&前

1〜20までの整数のうち足りない数字が2つあります。その2つの数字を足したらいくつになるでしょう？

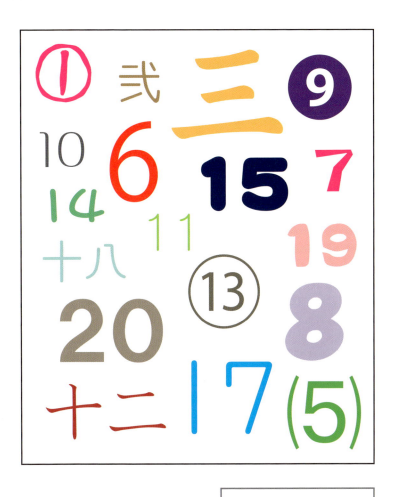

もの忘れ・認知症
を撃退する実践アドバイス

❸

右手と左手で別々の動きをして脳を活性化！

　右手と左手で別々の動きをすることは、意外と難しい作業です。つい、どちらかにつられてしまいませんか？

　そんな、どちらかにつられてしまう行動を制御する機能を鍛える、脳の体操をご紹介します。

　この体操で、「前頭前野」と「運動連合野」や「運動野」といった運動領域のあいだで情報を処理する力を鍛えることができます。

　加齢とともに低下しやすい「がまんする力」もアップできますよ。積極的に行ってみてくださいね。

行動制御の機能を鍛える脳の体操

● 両手なぞり書き ●

❶ 左右の手で、別の数字をなぞり書きします。左手は1→2の順に、右手は2→1の順に。

❷ この動作を1分間、くり返します。

❸ 次に、左手は2→1の順に、右手は1→2の順になぞり書きします。

❹ この動作を1分間、くり返します。

● 両手じゃんけん ●

① 利き手を「グー」→「チョキ」→「パー」の順に動かします。

② 同時に利き手でないほうの手を「チョキ」→「パー」→「グー」の順に動かします。

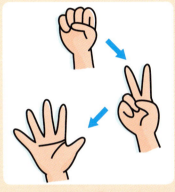

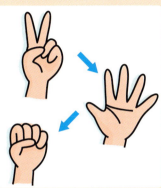

③ この動作を1分間、くり返します。

④ 次に、利き手を「チョキ」→「パー」→「グー」の順に動かします。

⑤ 同時に利き手でないほうの手を「グー」→「チョキ」→「パー」の順に動かします。

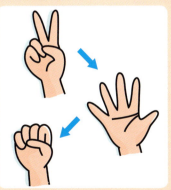

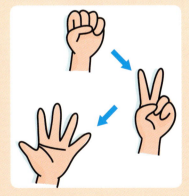

⑥ この動作を1分間、くり返します。

(）月（ ）日

鏡文字探し

難易度 ★☆☆

「ハクチョウ」の文字の中で左右が反転した「鏡文字」の個数はいくつでしょう？

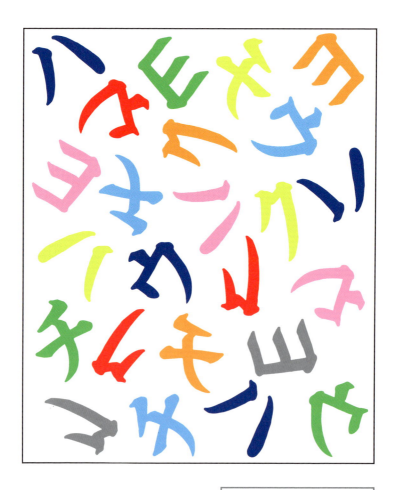

【解答は139ページ】

(）月（ ）日

35日目 四角に区切ろう
難易度 ★★★

次のルールに従って、すでに区切られている四角のように盤面を四角（正方形または長方形）に切り分け、指定したイラストが入っている四角の中の、数字の合計を答えてください。

- どの四角にも数字とイラストが1つずつ入ります。四角が重なることはありません。
- 数字は、その数字が含まれる四角のマスの数です。例えば「4」が入る四角は2×2、1×4、4×1の3つの形があります。

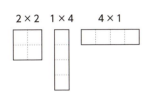

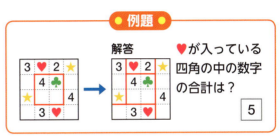

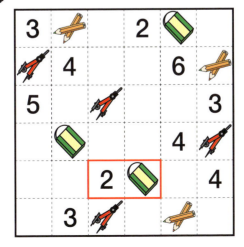

が入っている四角の中の数字の合計は？

【解答は139ページ】

59

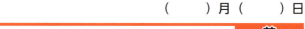

36日目 漢字ダイヤモンド

難易度 ★★☆

例題のように二字熟語ができるよう中央に漢字を入れてください。最後にAとBに入れた２つの漢字でできる二字熟語を答えてください。

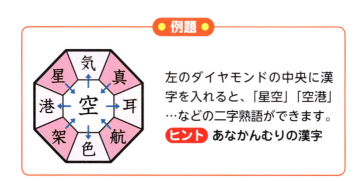

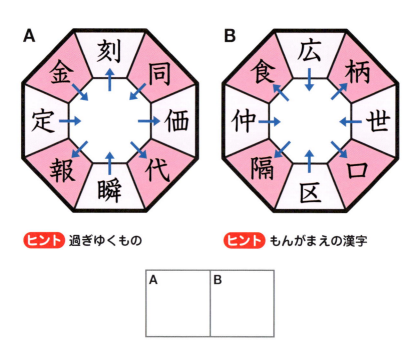

( ) 月 ( ) 日

イラストリンク

難易度 ★☆☆

次のルールに従って、同じイラストを線でつないでください。
- 線はタテとヨコに進み、ナナメには進めません。
- 線はすべてのマスを1度ずつ通り、線同士が交差したり、他のイラストの上を通過することはありません。

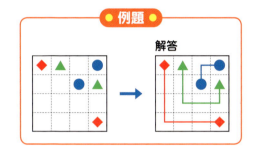

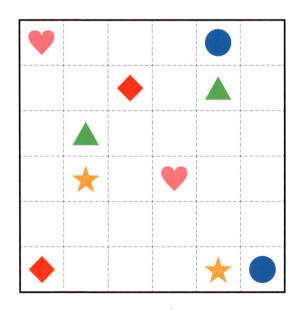

【解答は140ページ】

61

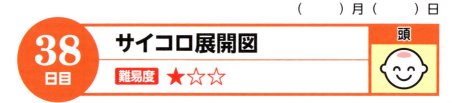

見本の展開図を組み立ててできる立方体として、正しいものは①〜④のどれでしょう？　正しいものを丸で囲みましょう。

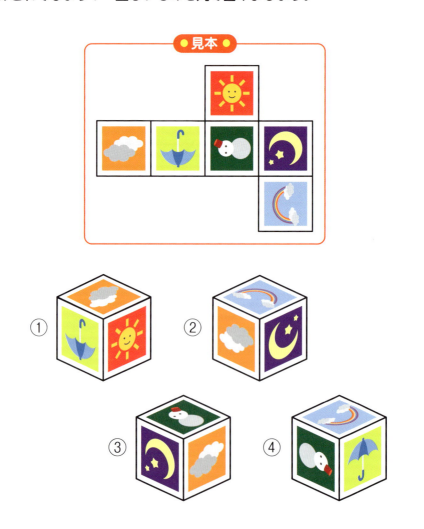

( )月( )日

39日目 暗記＋計算
難易度 ★☆☆

5つの乗り物を20秒で覚え、次に計算問題を解いてください。そのあと、ページをめくり、問題に答えてください。

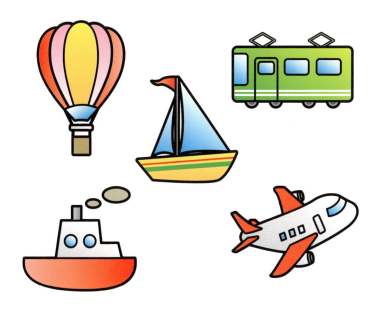

① 2＋6＝ 　　② 8－3＝
③ 5＋3＝ 　　④ 6－2＝

計算問題を解いたら、ページをめくってください。

【解答は140ページ】

➡️ 前のページにあった5つの乗り物を思い出して書いてください。

【解答は140ページ】

( ) 月 ( ) 日

40日目 点つなぎ
難易度 ★☆☆

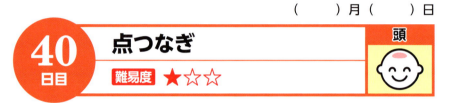

1から46まで順に点を線でつなぐと、現れるものは何でしょう？

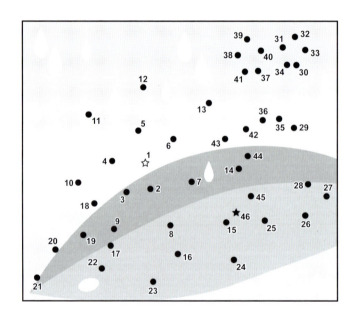

【解答は140ページ】

( ) 月 ( ) 日

41日目 四字熟語合体パズル

難易度 ★☆☆

四字熟語の各漢字の一部を拡大したものがあります。隠れた部分を推理して元の四字熟語を導き出し、A・Bの漢字をつなげてできる二文字の熟語を答えてください。

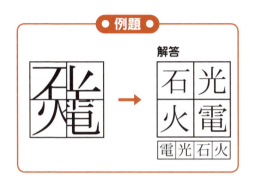

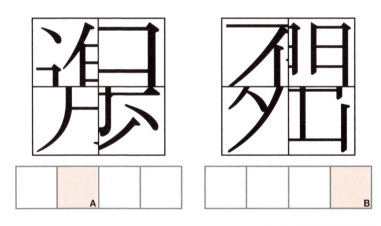

【解答は141ページ】

もの忘れ・認知症
を撃退する実践アドバイス

4

テレビを見すぎていませんか?

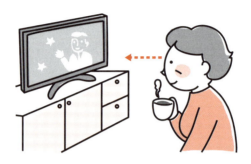

　テレビを見る時間が長いほど、認知症になるリスクが高まるという研究結果が出ています。

　テレビ視聴が、なぜ脳に悪影響を及ぼすのか、科学的な理由はわかっていませんが、テレビを見ているときの脳活動をMRIで測定したところ、ほとんどの番組で、前頭前野の活動が安静時よりも下がる現象がみられました。これは、テレビを見ているあいだ、脳はリラックスしているということです。

　気分転換のためにテレビを見る程度であれば問題ないのですが、長時間にわたって見続けると、そのあいだ心身がリラックスした状態におかれ、脳機能の低下予防に必要な最低限の活動が得られなくなってしまいます。

　つまり、テレビ漬けの生活をしていると、脳が認知症に向かってまっしぐらに落ちていくということなのです。

　テレビは、ほどほどにしてくださいね!

(　)月(　)日

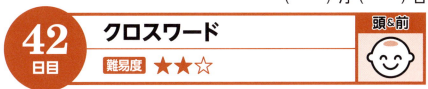

42日目 クロスワード
難易度 ★★☆

タテ・ヨコのカギを読んでクロスワードを解き、A〜Cでできる言葉を答えてください。

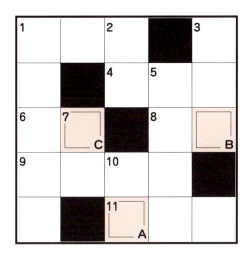

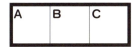

タテのカギ
1 「西高東低」のときは西にある
2 壁などにはわせるツル植物
3 野球の監督が選手に送る合図
5 ゼリーの凝固剤といえば
7 セサミンが豊富な食品
10 酒に酔って○○を巻く

ヨコのカギ
1 ひとり用の部屋
4 ことわざ「○○○に無勢」
6 花見は春、風鈴は夏
8 歴史で学んだ「応仁の○○」
9 お子様向けカレーの味
11 曲に合わせて踊る

【解答は141ページ】

(）月（ ）日

 ナンバープレイス

難易度 ★★★

次のルールに従って、すべてのマスに数字を埋めてください。
- タテ9列、ヨコ9列、3×3のブロックのどれにも、1〜9の数字が必ず1つずつ入ります。

くわしいルールは、156〜157ページを見てください。

5		2	1			4		6
	8			4	2		5	
7		4	5			2		8
2		5	8		1	9		3
3	1						7	2
6		8	3		9	1		5
8		3			7	5		4
	2		9	3			8	
1		6		8		7		9

【解答は141ページ】

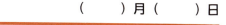

44日目 言葉探し

難易度 ★☆☆

例題のように、リストの言葉をタテ・ヨコ・ナナメの8方向に探してください。リストに残った言葉は何でしょう？

イ	ニ	パ	ス	ー	ホ
ケ	ウ	ホ	イ	サ	キ
イ	カ	パ	ン	ー	セ
カ	ー	シ	ケ	カ	ン
ツ	ニ	ン	ジ	ン	イ
ジ	パ	ー	サ	ン	セ

リスト
- インセキ（隕石）
- カイケイ（会計）
- サイホウ（裁縫）
- シカケ（仕掛け）
- シンサ（審査）
- センサー
- ニジ（虹）
- ニシキ（錦）
- ニホンカイ（日本海）
- ニンジン（人参）
- パーツ
- パス
- パンケーキ
- ホース

【解答は141ページ】

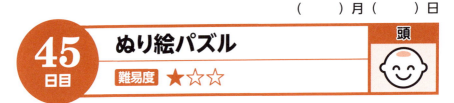

ひらがなの入っているマスをぬりつぶすと、現れるものは①〜③のどれでしょう？

① ブドウ　② パイナップル　③ リンゴ

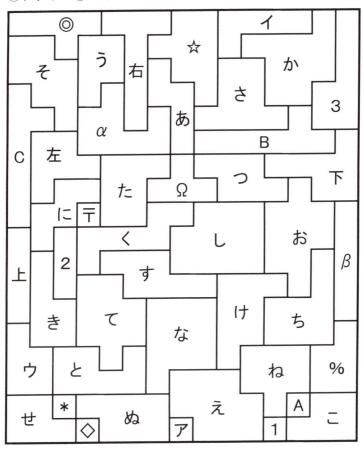

46日目 ループコース

難易度 ★★★

すでにかき込まれている線のように、点と点をタテ・ヨコの線でつないで、ひとつながりの輪を作ってください。
- 数字はその数字のまわりの4つの辺に引く線の数です。
- 線は交差したり、枝分かれしたりしてはいけません。
- 線を引けない場所には×を記入しながら進めていきましょう。0のまわりの4辺はすべて×になります。

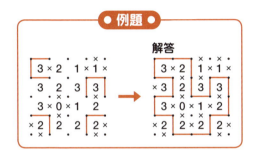

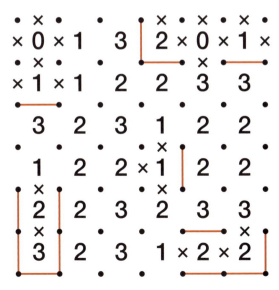

【解答は142ページ】

カナ詰めクロス

例題のように、リストの文字を空きマスにあてはめて、言葉を完成させてください。

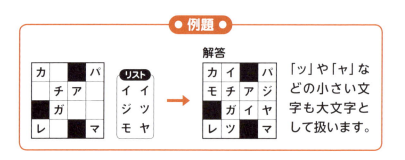

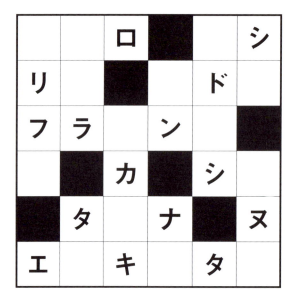

リスト: イ キ ク ゴ カ ギ コ ダ ヅ ミ ノ モ レ ー

( )月( )日

48日目 不等号ナンプレ

難易度 ★★★

次のルールに従って、すべてのマスに数字を埋めてください。
- タテ5列、ヨコ5列のそれぞれの列に、1〜5の数字が必ず1つずつ入ります。
- マスの間にある不等号は上下、左右のマス、それぞれの数字の大小をあらわします（大きい数＞小さい数）。

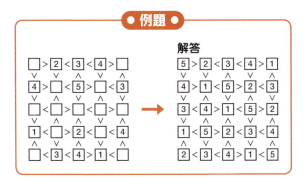

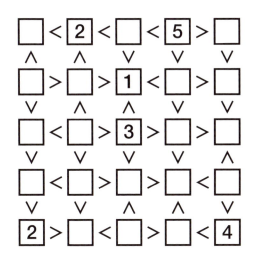

【解答は142ページ】

( ) 月 ( ) 日

49日目 漢字スケルトン

難易度 ★★☆

頭&前

例題のように漢字スケルトンを完成させてください。リストに残った言葉は何でしょう？

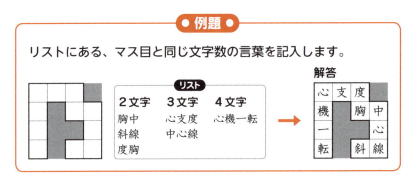

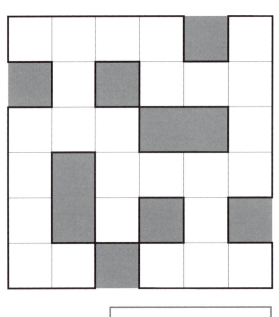

リスト

2文字
送迎
目上

3文字
青二才
有頂天
上出来
上得意
真骨頂
天文台
弁才天

4文字
生真面目
美意延年
文学青年
有線放送

【解答は143ページ】

( ) 月 ( ) 日

足し算ブロック

難易度 ★★★

次のルールに従って、すべてのマスに数字を埋めてください。
- タテ5列、ヨコ5列のそれぞれの列に、1〜5の数字が必ず1つずつ入ります。
- ○で囲まれた数字は、太線のブロックに入る数字の合計です。
- 例題の⑦のブロックのような太線のブロックの中には同じ数字が入ることもあります。

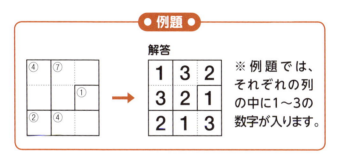

【解答は143ページ】

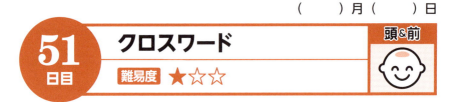

クロスワード

難易度 ★☆☆

タテ・ヨコのカギを読んでクロスワードを解き、A〜Cでできる言葉を答えてください。

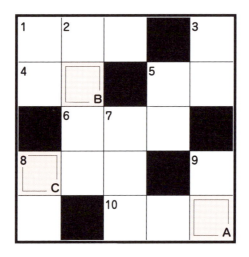

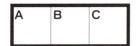

タテのカギ
1 僧侶が打たれて修行
2 氷河期を生きたゾウの仲間
3 鳥が枝に止まって休める
5 残り物には○○がある
7 調味料さしすせその「さ」
8 ゴルファーが着る○○シャツ
9 雨の日に差す

ヨコのカギ
1 パカッと割って目玉焼きに
4 １位の人がもらうメダル
5 海や川の交通手段
6 四字熟語「暗中○○○」
8 手紙や葉書を投函
10 ○○○をすれば影がさす

( ) 月 ( ) 日

 ナンバープレイス

難易度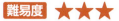

次のルールに従って、すべてのマスに数字を埋めてください。
● タテ9列、ヨコ9列、3×3のブロックのどれにも、1〜9の数字が必ず1つずつ入ります。
くわしいルールは、156〜157ページを見てください。

1	2			5			7	6
		5	1		6	2		
	6		4		2		8	
3			7		5			2
9	7	2		6		1	5	8
4				9		8		3
	1	3		4		8	2	
		7	2		3	4		
2	4		5		1		3	7

【解答は143ページ】

77

( )月( )日

53日目 言葉探し
難易度 ★☆☆

例題のように、リストの言葉をタテ・ヨコ・ナナメの8方向に探してください。リストに残った言葉は何でしょう？

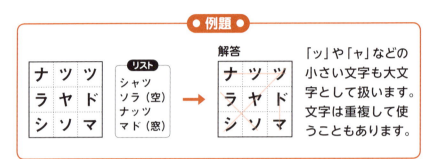

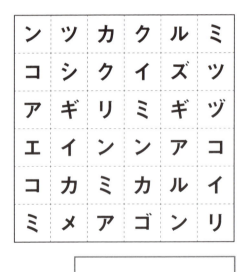

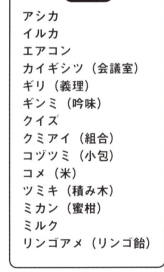

【解答は144ページ】

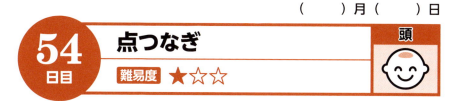

( )月( )日

54日目 点つなぎ
難易度 ★☆☆

1から64まで順に点を線でつなぐと、現れるものは何でしょう？

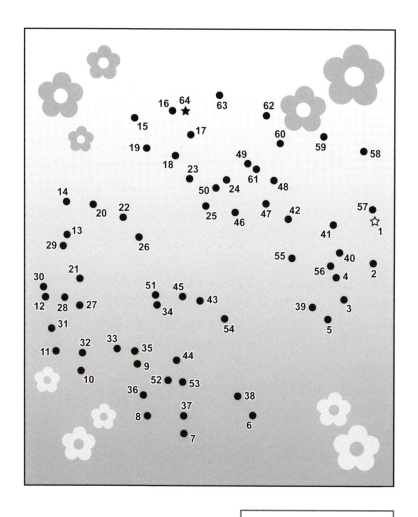

【解答は144ページ】

もの忘れ・認知症
を撃退する実践アドバイス

5

朝食はパンよりごはんがおすすめ！

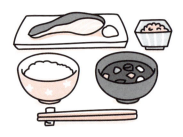

　脳をきちんと働かせるためには、「ブドウ糖」をしっかりとることが重要です。体のほかの臓器や筋肉は、ブドウ糖以外にもタンパク質や脂質をエネルギー源としますが、脳のエネルギー源は、ブドウ糖だけです。

　ブドウ糖は、ごはんやパン、麺類といった炭水化物に多く含まれています。血液の中にブドウ糖がどのくらいあるかという濃度を「血糖値」といいます。血糖値が下がっていると、脳はよく働きません。また、血糖値を急激に上げることも脳には悪影響を及ぼします。

　パンは血糖値を急激に上げますが、ごはんは血糖値をゆるやかに上げ、高めの状態を長く維持します。ですから、血糖値が低い状態の朝は、パンよりもごはんがおすすめです。

　子どもの脳の発達を調べるために朝食のデータをとったところ、ごはんを食べている子どものほうが菓子パンを食べている子どもより知能指数の平均値が高く、認知機能も高いという結果が出ました。これは大人にもあてはまります。

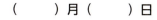

55日目 カナ詰めクロス

難易度 ★★☆

例題のように、リストの文字を空きマスにあてはめて、言葉を完成させてください。

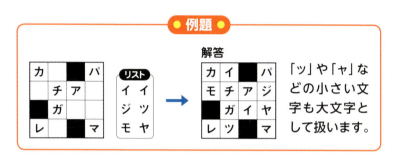

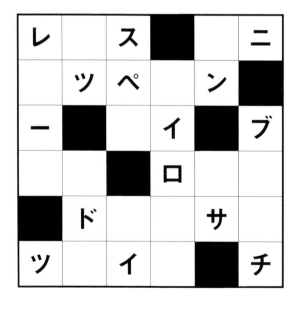

【解答は144ページ】

(）月（ ）日

56日目 間違い探し

難易度 ★☆☆

 頭&前

上下の絵には違うところが5カ所あります。それはどこでしょう？
違いがわかったら下の絵に丸をつけましょう。

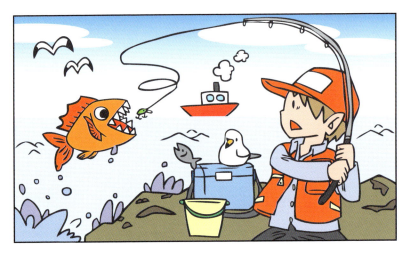

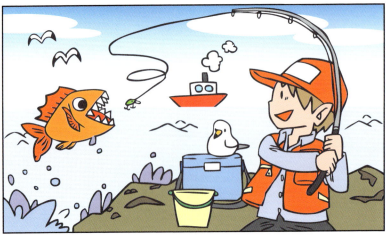

82　　　【解答は144ページ】

( ) 月 ( ) 日

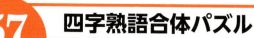
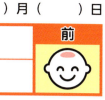

57日目 四字熟語合体パズル
難易度 ★★☆

四字熟語の各漢字の一部を拡大したものがあります。隠れた部分を推理して元の四字熟語を導き出し、A・Bの漢字をつなげてできる二文字の熟語を答えてください。

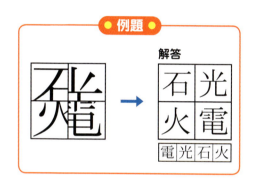

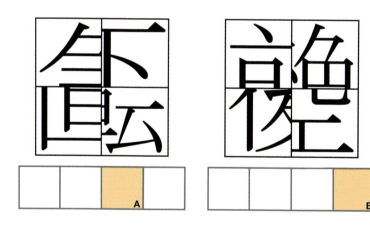

【解答は145ページ】

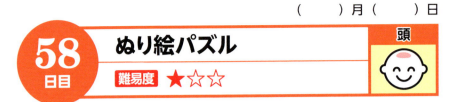

ひらがなの入っているマスをぬりつぶすと、現れるものは①〜③のどれでしょう？

① サクランボ　② バナナ　③ リンゴ

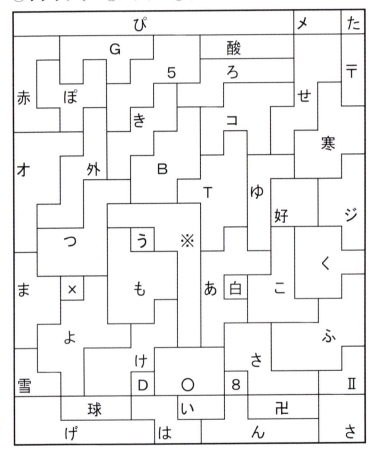

59日目 足りない数字足し算

難易度 ★☆☆

( ) 月 ( ) 日

1〜20までの整数のうち足りない数字が2つあります。その2つの数字を足したらいくつになるでしょう？

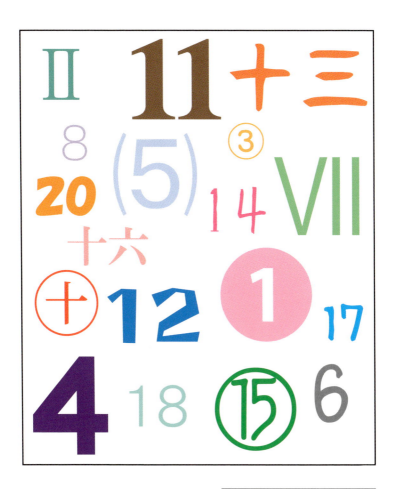

【解答は145ページ】

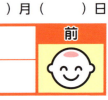

(）月（ ）日

60日目 漢字ダイヤモンド

難易度 ★★☆

例題のように二字熟語ができるよう中央に漢字を入れてください。最後にAとBに入れた2つの漢字でできる二字熟語を答えてください。

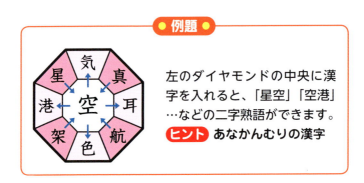

●例題●
左のダイヤモンドの中央に漢字を入れると、「星空」「空港」…などの二字熟語ができます。
ヒント あなかんむりの漢字

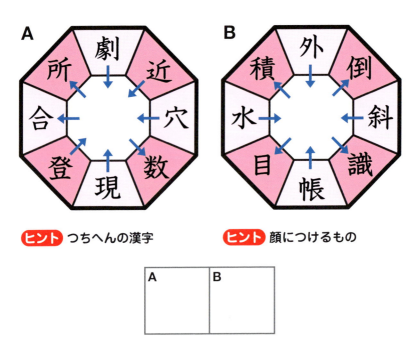

A ヒント つちへんの漢字
B ヒント 顔につけるもの

A	B

【解答は145ページ】

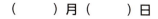

四角に区切ろう

難易度 ★★★

次のルールに従って、すでに区切られている四角のように盤面を四角（正方形または長方形）に切り分け、指定したイラストが入っている四角の中の、数字の合計を答えてください。

- どの四角にも数字とイラストが1つずつ入ります。四角が重なることはありません。
- 数字は、その数字が含まれる四角のマスの数です。例えば「4」が入る四角は2×2、1×4、4×1の3つの形があります。

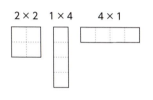

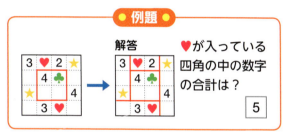

 が入っている四角の中の数字の合計は？

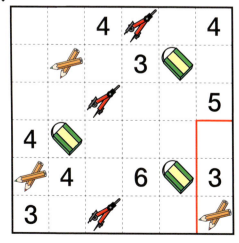

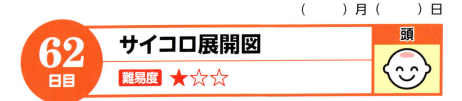

見本の展開図を組み立ててできる立方体として、正しいものは①〜④のどれでしょう？　正しいものを丸で囲みましょう。

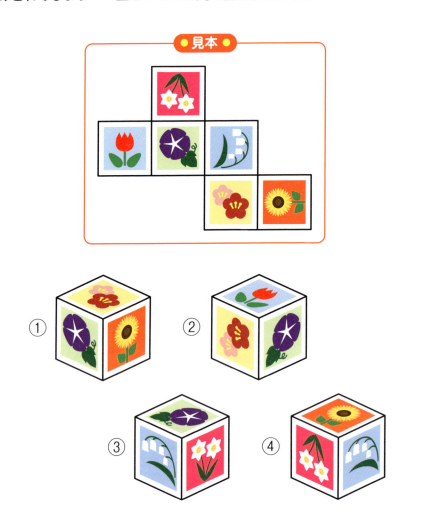

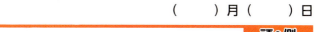

63日目 鏡文字探し

難易度 ★☆☆

「こんぺいとう」の文字の中で左右が反転した「鏡文字」の個数はいくつでしょう？

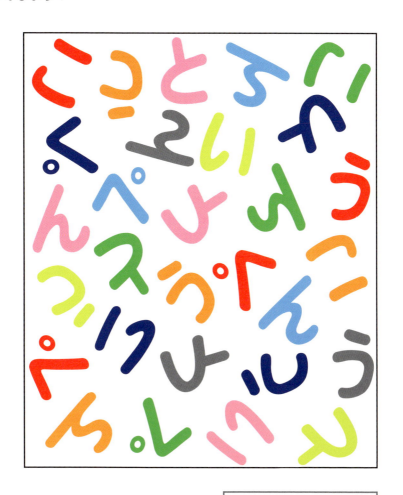

【解答は146ページ】

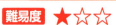

ブロック分割

例題のように、リストの言葉をマスから探し分割してください。

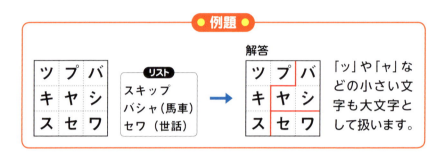

ゴ	ユ	シ	カ	レ
ウ	カ	ツ	ダ	ー
マ	ク	フ	グ	コ
ジ	ヨ	コ	ス	マ
ロ	ゴ	タ	パ	ー

リスト

カレーコ（カレー粉）　パーマ
ゴウカク（合格）　　　フグ（河豚）
タコス　　　　　　　　マジョ（魔女）
ダッシュ　　　　　　　ロゴ

【解答は146ページ】

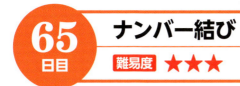

次のルールに従って、すべてのマスに数字を埋めてください。
- タテ5列、ヨコ5列のそれぞれの列に、1〜5の数字が必ず1つずつ入ります。
- 線で結ばれた同じ色のグループにも、1〜5の数字が必ず1つずつ入ります。

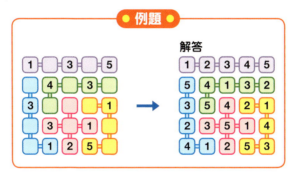

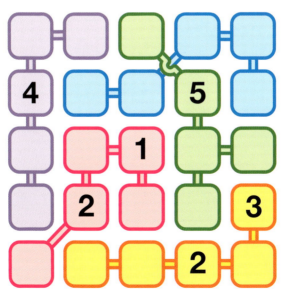

【解答は147ページ】

66日目 文字アート

難易度 ★☆☆

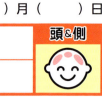

文字が集まってできたイラストがあります。このうちリストの文字以外のものが3つ含まれています。それは何でしょう？

リスト: 洋・菓・子・甘・苺

( )月( )日

67日目 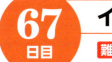 難易度 ★☆☆

次のルールに従って、同じイラストを線でつないでください。
● 線はタテとヨコに進み、ナナメには進めません。
● 線はすべてのマスを1度ずつ通り、線同士が交差したり、他のイラストの上を通過することはありません。

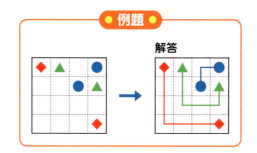

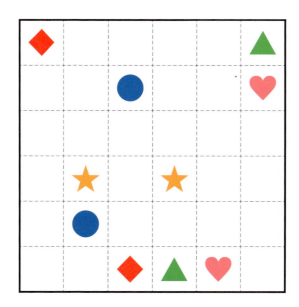

【解答は147ページ】　　　93

四字熟語合体パズル

難易度 ★☆☆

( )月( )日

四字熟語の各漢字の一部を拡大したものがあります。隠れた部分を推理して元の四字熟語を導き出し、A・Bの漢字をつなげてできる二文字の熟語を答えてください。

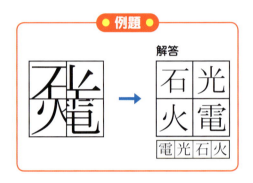

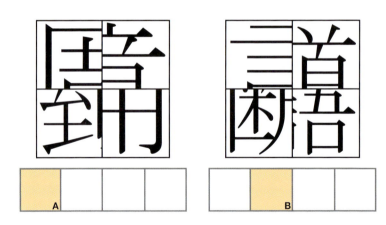

94　【解答は147ページ】

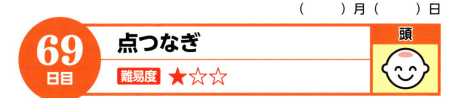

( ) 月 ( ) 日

69日目 点つなぎ
難易度 ★☆☆

1から87まで順に点を線でつなぐと、現れるものは何でしょう？

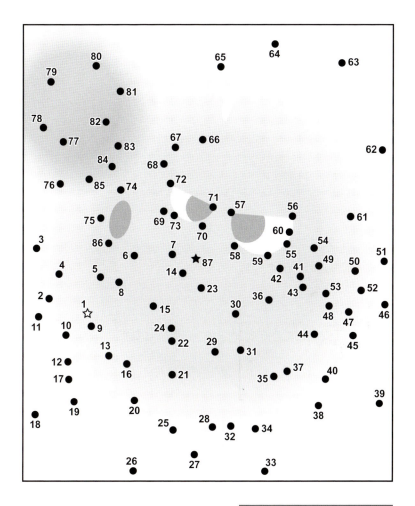

【解答は148ページ】

70日目 漢字ダイヤモンド

難易度 ★★☆

( )月( )日

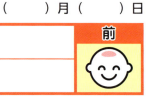

例題のように二字熟語ができるよう中央に漢字を入れてください。最後にAとBに入れた2つの漢字でできる二字熟語を答えてください。

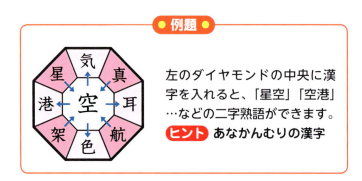

●例題●

左のダイヤモンドの中央に漢字を入れると、「星空」「空港」…などの二字熟語ができます。
ヒント あなかんむりの漢字

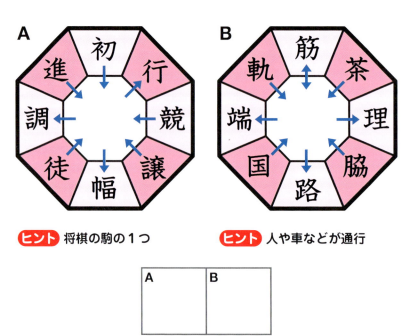

A **ヒント** 将棋の駒の1つ

B **ヒント** 人や車などが通行

A	B

【解答は148ページ】

(　)月(　)日

ナンバープレイス

難易度 ★★★

次のルールに従って、すべてのマスに数字を埋めてください。
- タテ9列、ヨコ9列、3×3のブロックのどれにも、1〜9の数字が必ず1つずつ入ります。

くわしいルールは、156〜157ページを見てください。

3			1			5		4
	1	6		4	2		9	
	9	2			3	6		1
	4		7		8		3	
7	5	8		2		4	1	9
	6		4		1		5	
1		5	6			9	4	
	7		2	3		1	6	
6		4			5			3

【解答は148ページ】

97

もの忘れ・認知症
を撃退する実践アドバイス

６

手料理で脳をフル回転！

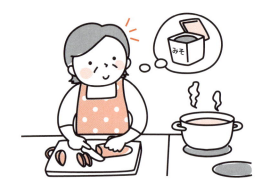

　これまでの研究で、料理をすると脳がイキイキすることがわかっています。料理は、脳が活性化する３つの条件を兼ね備えた作業なのです。

　１つめは、基本的に指を使う作業であること。２つめは、メニューを考えるために本などで調べたりメモをとったり計量をしたりすること。３つめは、買い物に行きお店の人と会話するなど、コミュニケーションの要素が入っていることです。

　調理をするときも、指先のこまかい動きを意識して包丁を動かし、火加減に気を配り、工夫して盛りつけるなど、脳は絶えず忙しく働きます。

　毎日、料理をしている人は、たくさん脳を使っているのです。いつも料理をしている人はそのまま続け、普段していなかった人は、週に一度でも自分でつくるようにしてみてください。

( ) 月 ( ) 日

72日目 漢字スケルトン
難易度 ★★☆

例題のように漢字スケルトンを完成させてください。リストに残った言葉は何でしょう？

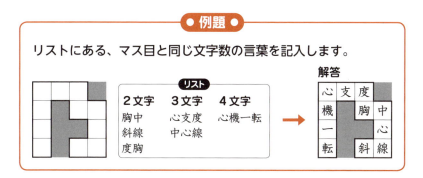

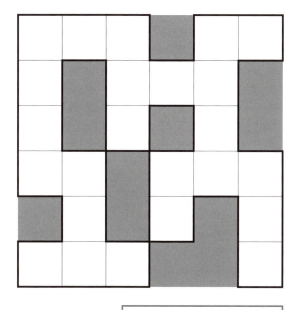

リスト

2文字
外壁
事実
実施

4文字
外食産業
年中行事

3文字
開会式
機内食
金環食
好機会
実業団
実社会
団子虫
年格好

【解答は148ページ】

73日目 不等号ナンプレ

難易度 ★★☆

次のルールに従って、すべてのマスに数字を埋めてください。
- タテ5列、ヨコ5列のそれぞれの列に、1～5の数字が必ず1つずつ入ります。
- マスの間にある不等号は上下、左右のマス、それぞれの数字の大小をあらわします（大きい数＞小さい数）。

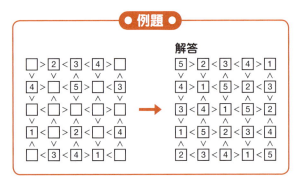

```
□ < □ > 4 > □ < 2
v   v   ^   ^   v
□ < □ < □ > □ > □
v   ^   v   v   ^
1 < □ > □ < □ > 3
^   v   v   v   ^
□ > □ > □ < □ < □
v   v   ^   v   ^
4 > □ < 3 > □ < □
```

【解答は149ページ】

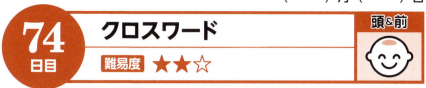

タテ・ヨコのカギを読んでクロスワードを解き、A〜Dでできる言葉を答えてください。

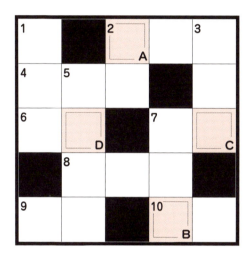

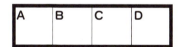

タテのカギ
1　トーシューズを履いて踊る
2　時計から「ポッポー」
3　ＡＭやＦＭがある○○○放送
5　洋画で、字幕ではないほう
7　多くの人が寝ている時間帯

ヨコのカギ
2　家をしっかり支える木材
4　野球の左翼手
6　電車に乗るために向かう
7　力士が土俵にまく
8　荷物を入れて持ち歩く
9　ソプラノ歌手は高い
10　成長するとトンボ

( ) 月 ( ) 日

75日目 足し算ブロック

難易度 ★★☆

次のルールに従って、すべてのマスに数字を埋めてください。
- タテ5列、ヨコ5列のそれぞれの列に、1～5の数字が必ず1つずつ入ります。
- ○で囲まれた小さな数字は、太線のブロックに入る数字の合計です。
- 例題の⑦のブロックのような太線のブロックの中には同じ数字が入ることもあります。

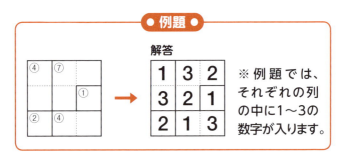

※例題では、それぞれの列の中に1～3の数字が入ります。

【解答は149ページ】

76日目 ブロック分割

難易度 ★☆☆

例題のように、リストの言葉をマスから探し分割してください。

例題

ツ	プ	バ
キ	ャ	シ
ス	セ	ワ

リスト
スキップ
バシャ（馬車）
セワ（世話）

解答

ツ	プ	バ
キ	ャ	シ
ス	セ	ワ

「ッ」や「ャ」などの小さい文字も大文字として扱います。

キ	デ	ソ	ゾ
シ	ケ	ユ	カ	ホ
テ	イ	シ	ブ	ポ
ノ	デ	ン	プ	ケ
ヒ	ス	タ	ト	ツ

リスト

ケシキ（景色）　　ヒノデ（日の出）
スタンプ　　　　　ブカ（部下）
ソデ（袖）　　　　ポケット
テイシュ（亭主）　ホゾン（保存）

【解答は149ページ】

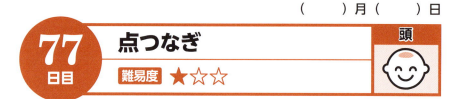

77日目 点つなぎ

難易度 ★☆☆

1から44まで順に点を線でつなぐと、現れるものは何でしょう？

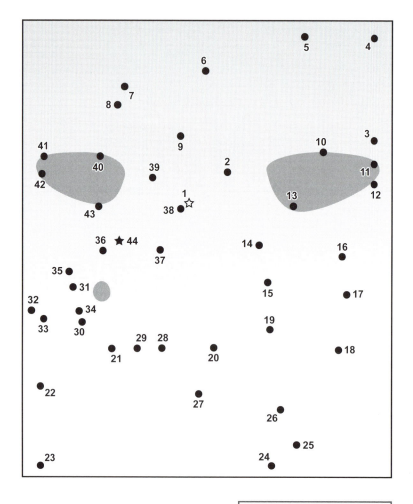

【解答は150ページ】

78日目 カナ詰めクロス

難易度 ★★☆

頭&前

例題のように、リストの文字を空きマスにあてはめて、言葉を完成させてください。

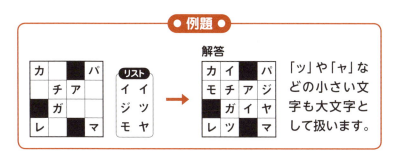

「ッ」や「ャ」などの小さい文字も大文字として扱います。

【解答は150ページ】

79日目 ループコース

難易度 ★★★

（　）月（　）日

すでにかき込まれている線のように、点と点をタテ・ヨコの線でつないで、ひとつながりの輪を作ってください。
- 数字はその数字のまわりの4つの辺に引く線の数です。
- 線は交差したり、枝分かれしたりしてはいけません。
- 線を引けない場所には×を記入しながら進めていきましょう。0のまわりの4辺はすべて×になります。

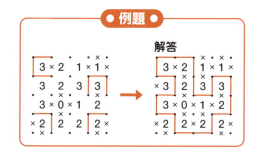

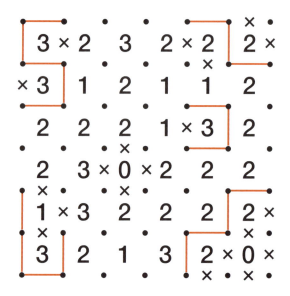

【解答は150ページ】

( )月( )日

80日目 ぬり絵パズル
難易度 ★☆☆

ひらがなの入っているマスをぬりつぶすと、現れるものは①〜③のどれでしょう？

①ヨット　②飛行機　③新幹線

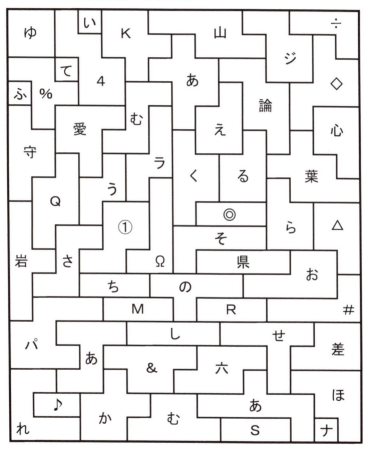

【解答は150ページ】

（　　）月（　　）日

81日目 ナンバープレイス

難易度 ★★★

頭&前

次のルールに従って、すべてのマスに数字を埋めてください。
- タテ9列、ヨコ9列、3×3のブロックのどれにも、1〜9の数字が必ず1つずつ入ります。

くわしいルールは、156〜157ページを見てください。

9				1				8
6	3		2		7		9	5
	8	5		4		1	7	
1			3		4			7
	2	8	6		9	5	3	
	5			2			4	
5		2		6		3		9
3		7	1	9	2	8		4
	1		4		5		6	

【解答は151ページ】

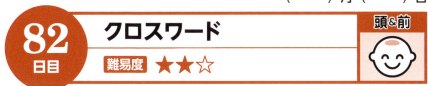

82日目 クロスワード

難易度 ★★☆

タテ・ヨコのカギを読んでクロスワードを解き、A〜Dでできる言葉を答えてください。

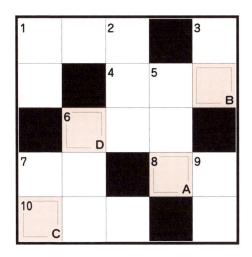

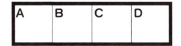

タテのカギ
1 質量の単位「グラム」の記号
2 武士が身にまとう防具
3 卓球のダブルスで組む
5 これにサイン書いてください！
6 孫の手を使ってかく
7 ミカンやバナナはむいて食べる
9 松・梅とともにおめでたい植物

ヨコのカギ
1 言葉の意味を調べるときに使う
4 首都はモスクワ
6 2101年は22○○○
7 平と片がある日本の文字
8 グルメな人は肥えている
10 みそ汁に入れる海藻といえば

【解答は151ページ】

83日目 不等号ナンプレ

難易度 ★★☆

次のルールに従って、すべてのマスに数字を埋めてください。
- タテ5列、ヨコ5列のそれぞれの列に、1～5の数字が必ず1つずつ入ります。
- マスの間にある不等号は上下、左右のマス、それぞれの数字の大小をあらわします（大きい数＞小さい数）。

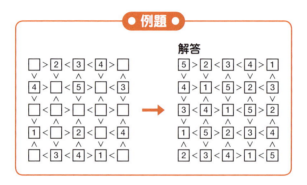

```
□ > □ > □ > □ < □
v   v   ∧   ∧   ∧
□ > 1 < 5 > 2 < □
v   ∧   v   ∧   ∧
□ < □ > □ < □ > □
∧   ∧   ∧   v   v
3 < □ > □ < □ > 1
v   v   ∧   ∧   ∧
□ < □ < 4 > □ < □
```

【解答は151ページ】

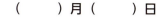

84日目 ブロック分割

難易度 ★☆☆

例題のように、リストの言葉をマスから探し分割してください。

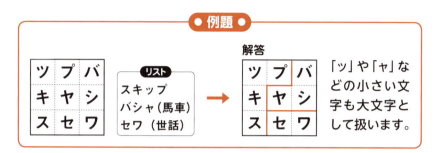

モ	シ	シ	ツ	ク
ン	ヤ	シ	ノ	ワ
ボ	リ	ヨ	ク	イ
ゲ	ロ	メ	ー	パ
ナ	ワ	ン	モ	ヒ

リスト

シショク（試食）　リボン
ノック　　　　　ロメン（路面）
ヒモ（紐）　　　ワイパー
モシャ（模写）　ワナゲ（輪投げ）

【解答は151ページ】

111

もの忘れ・認知症
を撃退する実践アドバイス

7

簡単な運動で脳を刺激しよう

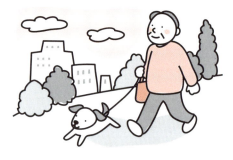

　簡単な有酸素運動を行うと、記憶をつかさどる「海馬」を鍛えることができます。

　体を鍛えれば筋肉がつくように、海馬も体を動かして刺激すると元気になっていきます。

　運動といっても、テニスやサッカーといった激しいスポーツや、きつい筋トレなどではありません。軽い負荷がかかる程度のウォーキング、ジョギング、水泳などがおすすめです。

　有酸素運動は呼吸をしながら体を動かすことですが、これを行うと、神経細胞の栄養素が体内でつくられます。この栄養素は歳とともに減り、海馬を小さくする原因にもなっています。これはほかにも、認知症の原因となる物質を壊す手助けをしたり、脳への血流を増やしたりと大活躍する、脳にとっては欠かせない栄養素なのです。

　散歩などでいいので、できることをぜひ、毎日の習慣にしてみてください。

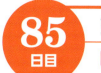

鏡文字探し

難易度 ★☆☆

頭&側

( )月( )日

「パイナップル」の文字の中で左右が反転した「鏡文字」の個数はいくつでしょう？

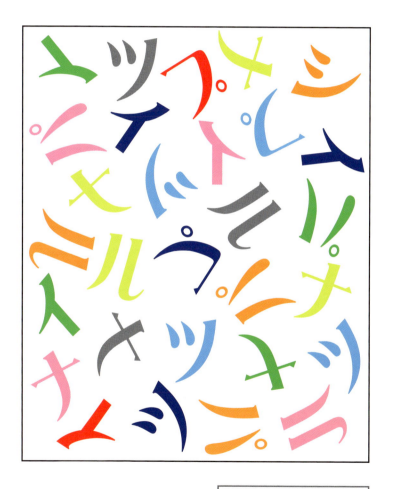

【解答は152ページ】

( )月( )日

言葉探し

難易度 ★★☆

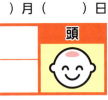

例題のように、リストの言葉をタテ・ヨコ・ナナメの8方向に探してください。リストに残った言葉は何でしょう？

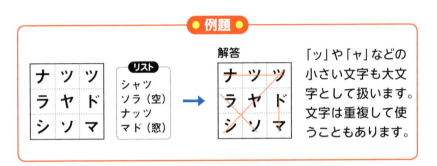

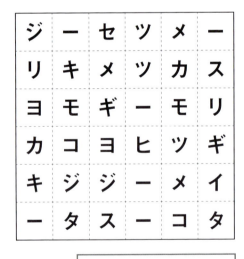

リスト

イギリス
イメージ
カモメ
キタ（北）
コースター
ジョーカー
スーツ
タコ
ツメキリ（爪切り）
ヒモ（紐）
ヒヨコ
メッセージ
ヨコモジ（横文字）
ヨモギ

【解答は152ページ】

( )月( )日

文字アート
難易度 ★☆☆

文字が集まってできたイラストがあります。このうちリストの文字以外のものが3つ含まれています。それは何でしょう？

```
葡葡葡葡葡葡葡葡葡葡葡酒酒葡
葡葡葡葡葡葡葡葡葡葡葡酒酒葡
                酒酒
              酒酒酒
  白白白白白白白
  白    白  酒  酒酒描
  白    白  酒酒酒酒
  白萄萄萄萄白  酒
  白萄萄萄萄白  酒
  白萄萄萄萄白  酒
  白白萄萄萄白  酒
    白白萄白白  酒
      白白      酒
      白白    酒酒酒酒
            酒萄萄萄萄
    赤赤白  白赤赤酒酒酒酒
  赤  白白  白白白酒酒酒酒
赤走白        白赤赤酒酒酒
赤赤白白白白白白赤赤赤赤赤赤
```

リスト
葡・萄・酒・赤・白

【解答は152ページ】 115

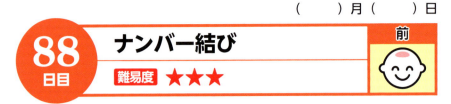

次のルールに従って、すべてのマスに数字を埋めてください。
- タテ5列、ヨコ5列のそれぞれの列に、1～5の数字が必ず1つずつ入ります。
- 線で結ばれた同じ色のグループにも、1～5の数字が必ず1つずつ入ります。

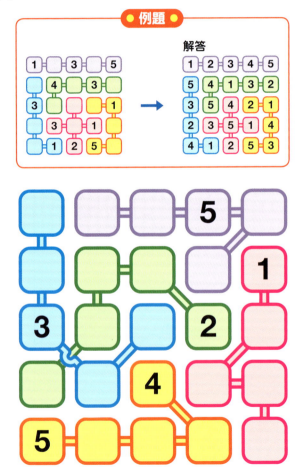

【解答は152ページ】

漢字スケルトン

難易度 ★★☆

頭&前

例題のように漢字スケルトンを完成させてください。リストに残った言葉は何でしょう？

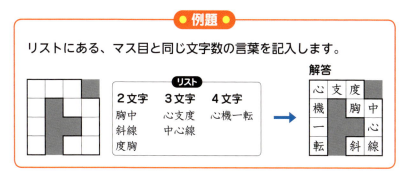

● 例題 ●

リストにある、マス目と同じ文字数の言葉を記入します。

リスト
- 2文字: 胸中／斜線／度胸
- 3文字: 心支度／中心線
- 4文字: 心機一転

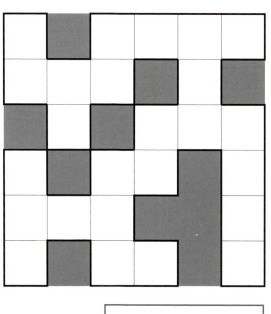

リスト

2文字
一味
気心
三角
縮小
判断
方角

3文字
小気味
小論文
三文判
三日月
千里眼
方眼紙
山小屋

4文字
一日千秋
紙飛行機

【解答は153ページ】

90日目 足りない数字足し算

難易度 ★☆☆

1〜20までの整数のうち足りない数字が2つあります。その2つの数字を足したらいくつになるでしょう？

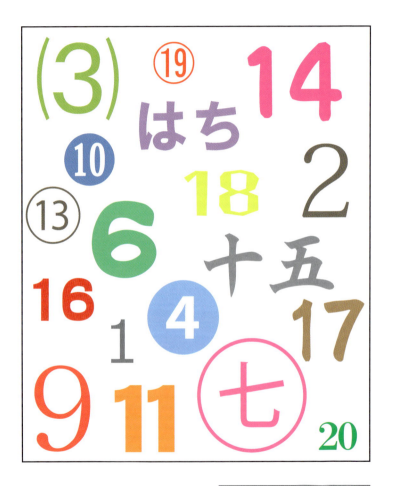

【解答は153ページ】

91日目 サイコロ展開図

難易度 ★★☆

見本の展開図を組み立ててできる立方体として、正しいものは①〜④のどれでしょう？ 正しいものを丸で囲みましょう。

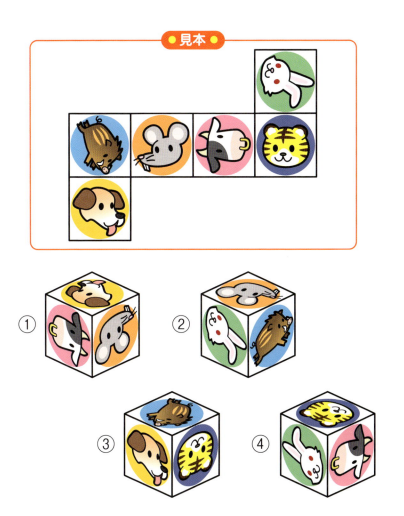

【解答は153ページ】

( ) 月 ( ) 日

92日目 四字熟語合体パズル
難易度 ★☆☆

四字熟語の各漢字の一部を拡大したものがあります。隠れた部分を推理して元の四字熟語を導き出し、A・Bの漢字をつなげてできる二文字の熟語を答えてください。

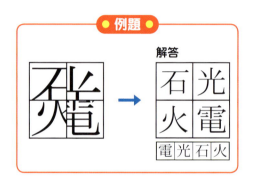

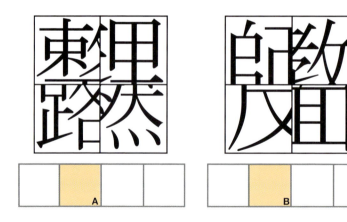

A	B

【解答は153ページ】

93日目 イラストリンク

難易度 ★☆☆

次のルールに従って、同じイラストを線でつないでください。
- 線はタテとヨコに進み、ナナメには進めません。
- 線はすべてのマスを1度ずつ通り、線同士が交差したり、他のイラストの上を通過することはありません。

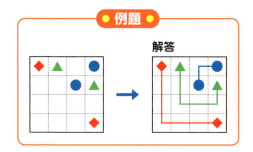

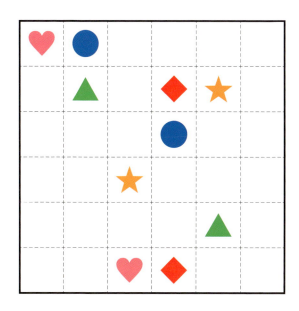

【解答は154ページ】

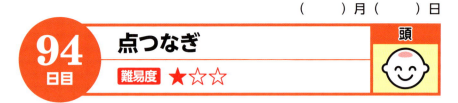

( ) 月 ( ) 日

1から66まで順に点を線でつなぐと、現れるものは何でしょう？

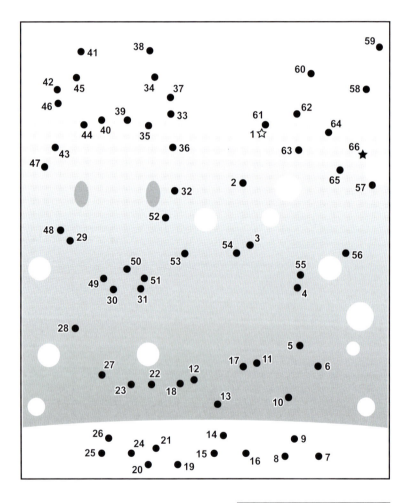

【解答は154ページ】

95日目 文字アート

難易度 ★☆☆

頭&側

文字が集まってできたイラストがあります。このうちリストの文字以外のものが3つ含まれています。それは何でしょう？

リスト
四・葉・幸・運

【解答は154ページ】

96日目 間違い探し

難易度 ★★☆

上下の絵には違うところが5カ所あります。それはどこでしょう？違いがわかったら下の絵に丸をつけましょう。

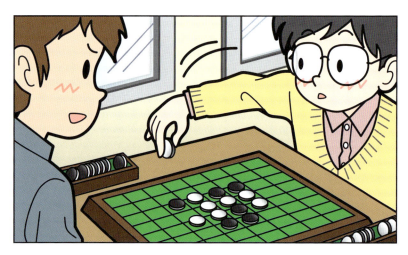

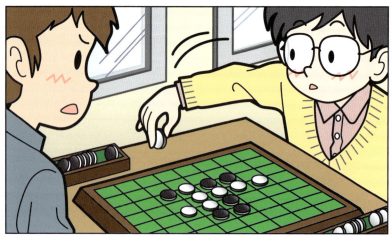

【解答は154ページ】

97日目 漢字ダイヤモンド

難易度 ★★☆

( )月( )日

例題のように二字熟語ができるよう中央に漢字を入れてください。最後にAとBに入れた2つの漢字でできる二字熟語を答えてください。

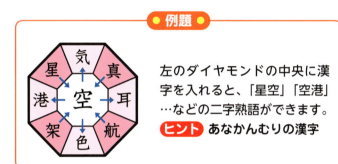

左のダイヤモンドの中央に漢字を入れると、「星空」「空港」…などの二字熟語ができます。
ヒント あなかんむりの漢字

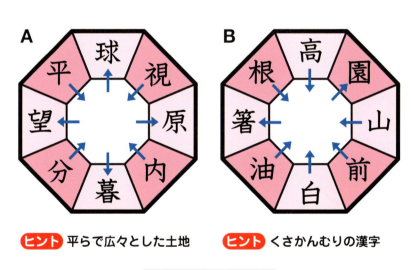

ヒント 平らで広々とした土地　　**ヒント** くさかんむりの漢字

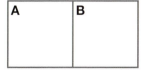

【解答は155ページ】

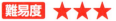

四角に区切ろう

難易度 ★★★

次のルールに従って、すでに区切られている四角のように盤面を四角（正方形または長方形）に切り分け、指定したイラストが入っている四角の中の、数字の合計を答えてください。

● どの四角にも数字とイラストが1つずつ入ります。四角が重なることはありません。
● 数字は、その数字が含まれる四角のマスの数です。例えば「4」が入る四角は2×2、1×4、4×1の3つの形があります。

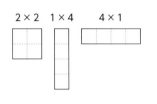

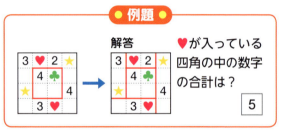

が入っている四角の中の数字の合計は？

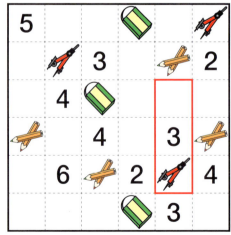

【解答は155ページ】

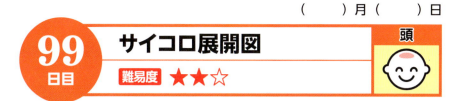

見本の展開図を組み立ててできる立方体として、正しいものは①〜④のどれでしょう？ 正しいものを丸で囲みましょう。

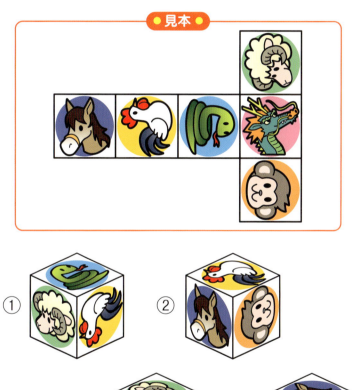

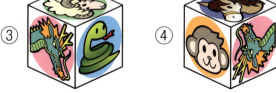

(）月（ ）日

100日目 ナンバー結び

難易度 ★★★

次のルールに従って、すべてのマスに数字を埋めてください。
- タテ5列、ヨコ5列のそれぞれの列に、1～5の数字が必ず1つずつ入ります。
- 線で結ばれた同じ色のグループにも、1～5の数字が必ず1つずつ入ります。

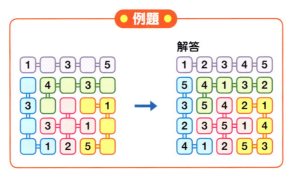

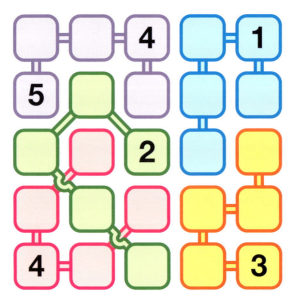

【解答は155ページ】

あとがき

みなさん、100日間、よくがんばりましたね。
お疲れさまでした！
あなたの脳は、以前よりも確実に
鍛えられているはずです。
忘れっぽくなくなった、
人や物の名前がスラスラと出てくる……など、
脳の若返りを実感しているのではありませんか?
すべてを歳のせいにして、
ご自分の可能性をあきらめないでください。
これからも、パズルなどのトレーニングを続けて
元気な脳を保ち、人生を楽しんでくださいね。

川島隆太

もの忘れ・認知症を撃退する

脳の体操
100日ドリル

解 答

解答

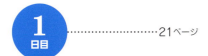

点つなぎ

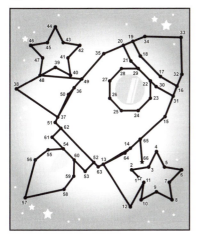

ロケット

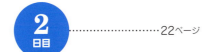

鏡文字探し

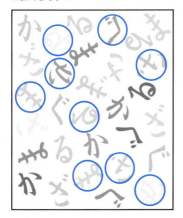

9個

間違い探し

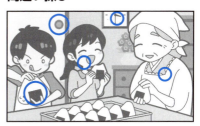

①おにぎりの海苔の大きさが違う
②引き手の位置が違う
③口の横にごはんつぶがついていない
④時計の時刻が違う
⑤割烹着のレースが違う

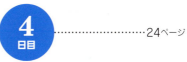

漢字ダイヤモンド

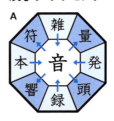

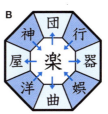

解答

5日目 …………25ページ
ナンバー結び

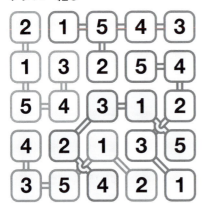

6日目 …………26ページ
文字アート

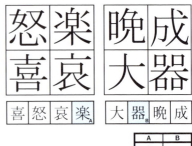

突・鶴・革

7日目 …………27ページ
イラストリンク

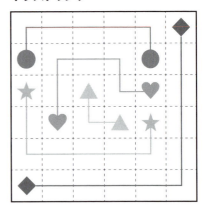

8日目 …………28ページ
四字熟語合体パズル

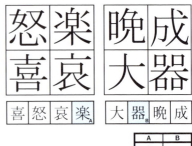

解答

9日目 ……29ページ

足りない数字足し算

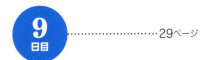

8 + 13 = 21

10日目 ……30ページ

サイコロ展開図

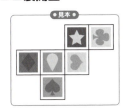

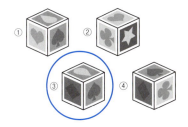

11日目 ……31・32ページ

暗記＋計算

① 1 + 3 = 4

② 7 − 4 = 3

③ 4 + 5 = 9

④ 9 − 3 = 6

メロン・モモ・サクランボ・ブドウ・パイナップル

12日目 ……32ページ

点つなぎ

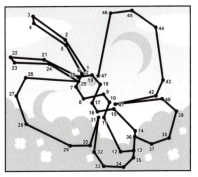

チョウ

解答

13日目 ……… 33ページ

ぬり絵パズル

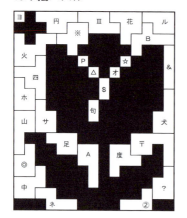

②チューリップ

14日目 ……… 35ページ

クロスワード

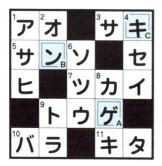

15日目 ……… 36ページ

ループコース

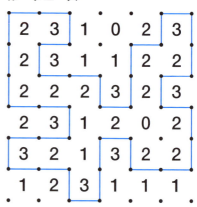

16日目 ……… 37ページ

ブロック分割

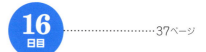

解答

17日目 ... 38ページ

足し算ブロック

4	3	1	5	2
5	2	4	3	1
1	5	3	2	4
3	4	2	1	5
2	1	5	4	3

19日目 ... 40ページ

ナンバープレイス

6	4	7	5	8	3	9	2	1
9	8	2	4	6	1	3	5	7
3	1	5	9	2	7	6	4	8
1	6	8	7	9	2	5	3	4
4	7	9	1	3	5	8	6	2
5	2	3	8	4	6	7	1	9
7	5	6	2	1	8	4	9	3
2	3	4	6	7	9	1	8	5
8	9	1	3	5	4	2	7	6

18日目 ... 39ページ

言葉探し

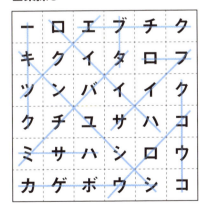

サクブン（作文）

20日目 ... 41ページ

カナ詰めクロス

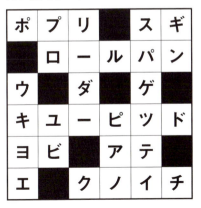

解答

21日目 ……… 42ページ

不等号ナンプレ

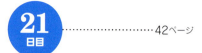

22日目 ……… 43ページ

クロスワード

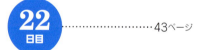

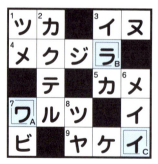（笑い）

23日目 ……… 44ページ

ループコース

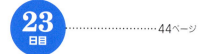

24日目 ……… 45ページ

ブロック分割

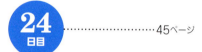

解答

25日目 ……46ページ

足し算ブロック

3	5	2	4	1
4	1	5	2	3
5	3	4	1	2
1	2	3	5	4
2	4	1	3	5

27日目 ……49ページ

四角に区切ろう

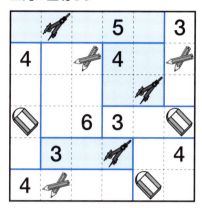

12

26日目 ……47ページ

漢字スケルトン

大	学	生		蜜
器		花	鳥	風	月
晩			居		旅
成	人	式		同	行
		物		級	
映	画		両	生	類

大部分

28日目 ……50ページ

漢字ダイヤモンド

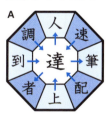

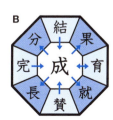

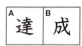

A 達　B 成

解答

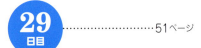

点つなぎ

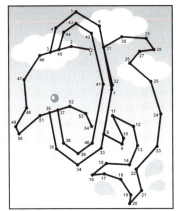

イルカ

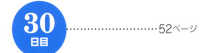

文字アート

派・泉・室

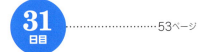

ナンバー結び

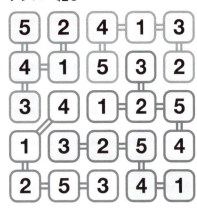

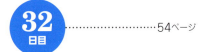

間違い探し

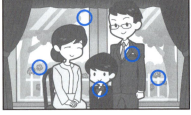

①左から2番目のバラの位置が違う
②雲がない
③蝶ネクタイが曲がっている
④ポケットチーフが見えている
⑤柵の長さが違う

解答

33日目 ……55ページ
足りない数字足し算

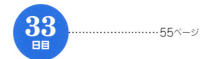
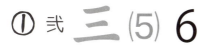

4 + 16 = 20

34日目 ……58ページ
鏡文字探し

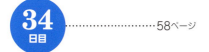
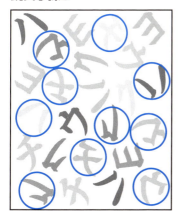

10個

35日目 ……59ページ
四角に区切ろう

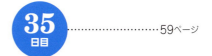
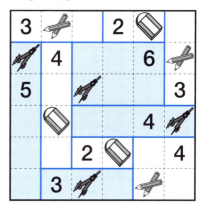

18

36日目 ……60ページ
漢字ダイヤモンド

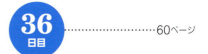

A
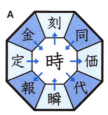

B
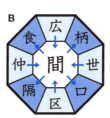

解答

37日目 61ページ

イラストリンク

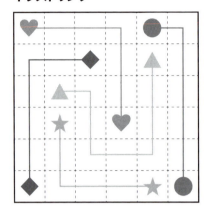

38日目 62ページ

サイコロ展開図

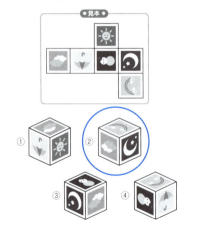

39日目 ...... 63・64ページ

暗記＋計算

① $2 + 6 =$ 8

② $8 - 3 =$ 5

③ $5 + 3 =$ 8

④ $6 - 2 =$ 4

気球・ヨット・電車・飛行機・船

40日目 64ページ

点つなぎ

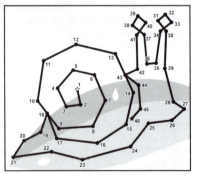

カタツムリ

140

解答

41日目 ……65ページ

四字熟語合体パズル

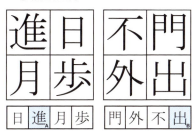

43日目 ……68ページ

ナンバープレイス

5	3	2	7	1	8	4	9	6
9	8	1	6	4	2	3	5	7
7	6	4	5	9	3	2	1	8
2	4	5	8	7	1	9	6	3
3	1	9	4	5	6	8	7	2
6	7	8	3	2	9	1	4	5
8	9	3	1	6	7	5	2	4
4	2	7	9	3	5	6	8	1
1	5	6	2	8	4	7	3	9

42日目 ……67ページ

クロスワード

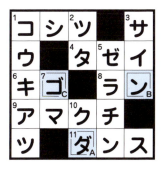

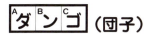（団子）

44日目 ……69ページ

言葉探し

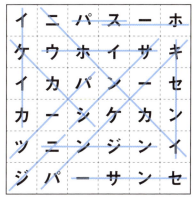

ニシキ（錦）

141

解答

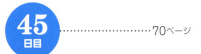

ぬり絵パズル

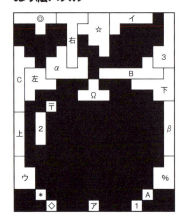

③リンゴ

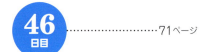

ループコース

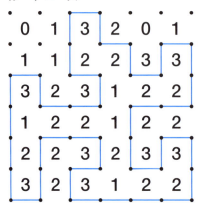

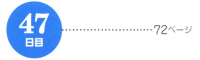

カナ詰めクロス

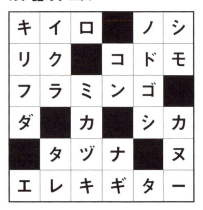

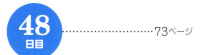

不等号ナンプレ

1	<	2	<	4	<	5	>	3
∧		∧		∨		∨		∨
5	>	3	>	1	<	4	>	2
∨		∧		∧		∨		∨
4	<	5	>	3	>	2	>	1
∨		∨		∨		∨		∧
3	<	4	>	2	>	1	<	5
∨		∨		∧		∧		∨
2	>	1	<	5	>	3	<	4

解答

49日目 74ページ
漢字スケルトン

生	真	面	目		美
		骨		上	得	意
有	頂	天			延
線		文	学	青	年
放		台		二	
送	迎		弁	才	天

上出来

50日目 75ページ
足し算ブロック

2	1	4	3	5
4	3	2	5	1
5	2	3	1	4
1	4	5	2	3
3	5	1	4	2

51日目 76ページ
クロスワード

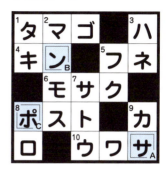

（散歩）

52日目 77ページ
ナンバープレイス

1	2	4	8	5	9	3	7	6
8	3	5	1	7	6	2	9	4
7	6	9	4	3	2	5	8	1
3	8	6	7	1	5	9	4	2
9	7	2	3	6	4	1	5	8
4	5	1	9	2	8	7	6	3
5	1	3	6	4	7	8	2	9
6	9	7	2	8	3	4	1	5
2	4	8	5	9	1	6	3	7

53日目 …… 78ページ

言葉探し

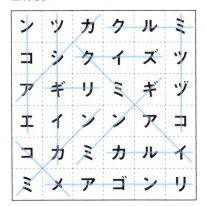

ツミキ（積み木）

54日目 …… 79ページ

点つなぎ

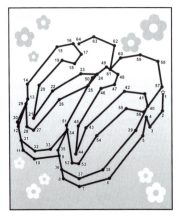

下駄（げた）

55日目 …… 81ページ

カナ詰めクロス

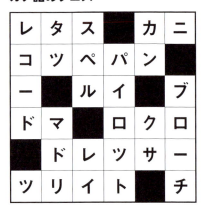

56日目 …… 82ページ

間違い探し

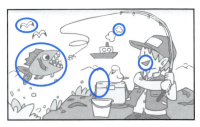

①カモメの大きさが違う
②魚の位置が違う
③小さい魚がない
④煙の形が違う
⑤口の形が違う

解答

57日目 ……… 83ページ

四字熟語合体パズル

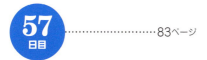
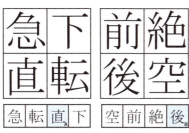

59日目 ……… 85ページ

足りない数字足し算

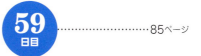
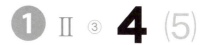

9 + 19 = 28

58日目 ……… 84ページ

ぬり絵パズル

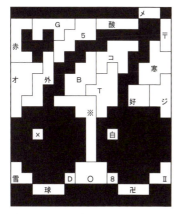

①サクランボ

60日目 ……… 86ページ

漢字ダイヤモンド

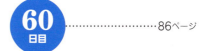
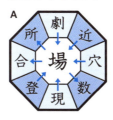
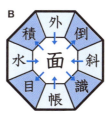

解答

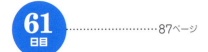

四角に区切ろう

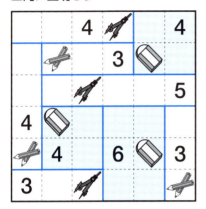

14

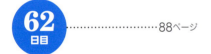

サイコロ展開図

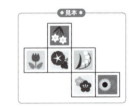

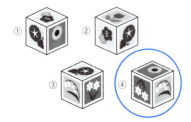

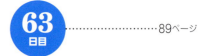

鏡文字探し

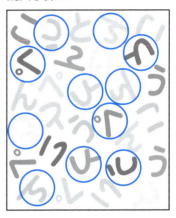

11個

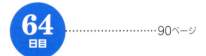

ブロック分割

ゴ	ユ	シ	カ	レ
ウ	カ	ツ	ダ	ー
マ	ク	フ	グ	コ
ジ	ヨ	コ	ス	マ
ロ	ゴ	タ	パ	ー

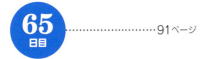

ナンバー結び

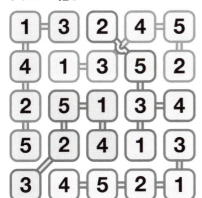

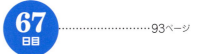

イラストリンク

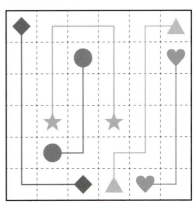

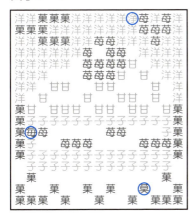

浄・毎・莫

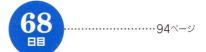

四字熟語合体パズル

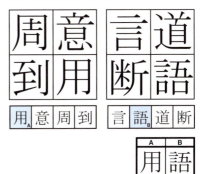

解答

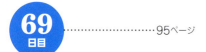

点つなぎ

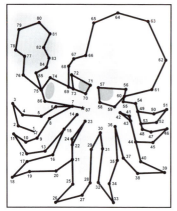

タコ

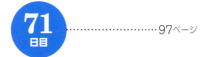

ナンバープレイス

3	8	7	1	6	9	5	2	4
5	1	6	8	4	2	3	9	7
4	9	2	5	7	3	6	8	1
9	4	1	7	5	8	2	3	6
7	5	8	3	2	6	4	1	9
2	6	3	4	9	1	7	5	8
1	3	5	6	8	7	9	4	2
8	7	9	2	3	4	1	6	5
6	2	4	9	1	5	8	7	3

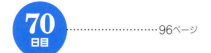

漢字ダイヤモンド

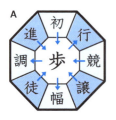

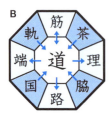

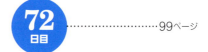

漢字スケルトン

金環食

解答

73日目 ……… 100ページ

不等号ナンプレ

```
3 < 5 > 4 > 1 < 2
v   v   ^   ^   v
2 < 3 < 5 > 4 > 1
v   ^   v   ^   ^
1 < 4 > 2 < 5 > 3
^   v   v   v   ^
5 > 2 > 1 < 3 < 4
v   v   ^   v   ^
4 > 1 < 3 > 2 < 5
```

75日目 ……… 102ページ

足し算ブロック

1	2	4	5	3
3	5	1	4	2
5	3	2	1	4
4	1	3	2	5
2	4	5	3	1

74日目 ……… 101ページ

クロスワード

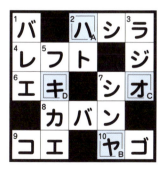

（早起き）

76日目 ……… 103ページ

ブロック分割

キ	デ	ソ	ン	ゾ
シ	ケ	ユ	カ	ホ
テ	イ	シ	ブ	ポ
ノ	デ	ン	プ	ケ
ヒ	ス	タ	ト	ツ

149

解答

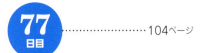

点つなぎ

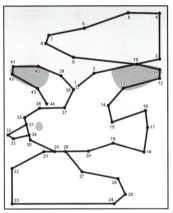

カモメ

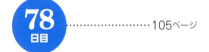

カナ詰めクロス

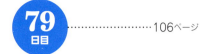

ループコース

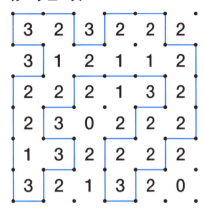

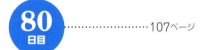

ぬり絵パズル

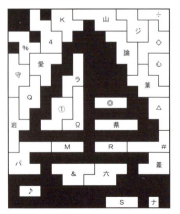

①ヨット

81日目 ………… 108ページ

ナンバープレイス

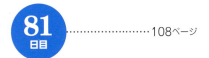

82日目 ………… 109ページ

クロスワード

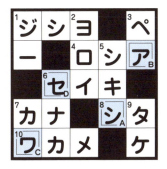

83日目 ………… 110ページ

不等号ナンプレ

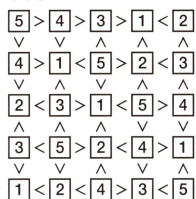

84日目 ………… 111ページ

ブロック分割

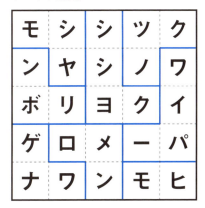

解答

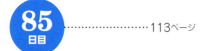
鏡文字探し

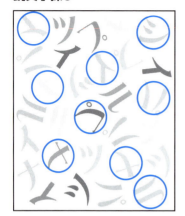

9個

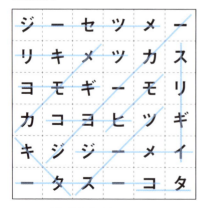
言葉探し

ヨコモジ（横文字）

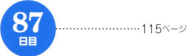
文字アート

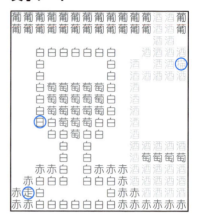

描・日・走

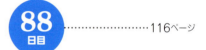
ナンバー結び

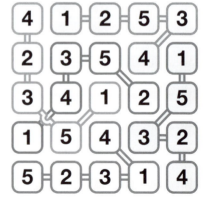

152

89日目 ……117ページ

漢字スケルトン

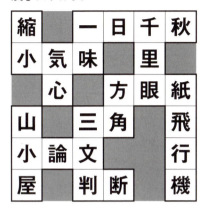

三日月

90日目 ……118ページ

足りない数字足し算

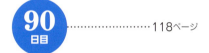

5＋12＝17

91日目 ……119ページ

サイコロ展開図

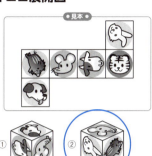

92日目 ……120ページ

四字熟語合体パズル

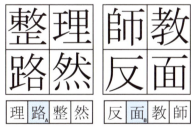

解答

153

解答

93日目 ·········· 121ページ

イラストリンク

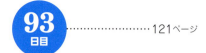

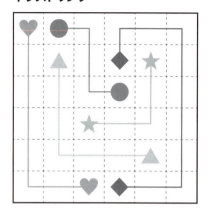

95日目 ·········· 123ページ

文字アート

辛・華・通

94日目 ·········· 122ページ

点つなぎ

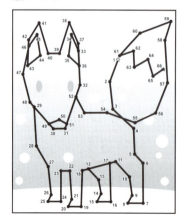

キツネ

96日目 ·········· 124ページ

間違い探し

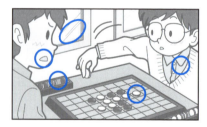

①口の形が違う

②オセロの石の数が違う

③窓ガラスの線の数が違う

④オセロの石の位置が違う

⑤襟の形が違う

97日目 125ページ

漢字ダイヤモンド

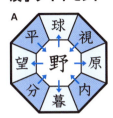

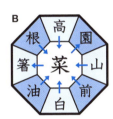

98日目 126ページ

四角に区切ろう

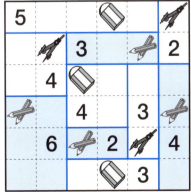

15

99日目 127ページ

サイコロ展開図

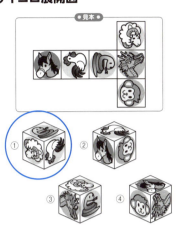

100日目 128ページ

ナンバー結び

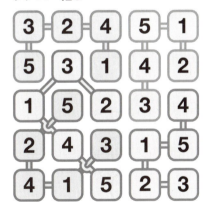

155

「ナンバープレイス」のルールと解き方

「ナンバープレイス」とは、ほんの少しのコツさえつかめば
誰でも解くことができる、数字を書き込むパズルです。
この本に掲載されているのは、
すべて初級編の「ナンバープレイス」です。

「ナンバープレイス」のルール

❶ マスに入れる数字は1から9の1ケタのみ。

❷ タテの列（①）、ヨコの列（②）、太線で仕切られた3×3のブロック（③）のどれにも、1から9の数字が1つずつ入ります。①、②、③の中に同じ数字が入ってはいけません。

❸ すでにある数字以外の空欄のマスを埋めていきます。

6	8	9		3		5	2	4
4		7	5		8	6	1	9
5	2	1		4		8		
	7		4		6		9	
8	5	4	2		1	7	6	3
	9		8		3		5	
		2		1		9	8	5
9	1	5	7		2	3		6
3	4	8		6		2	7	1

156

例題

6	8	9		3		5	2	4
4		7	5		8	6	1	9
5	2	1		4		8		
	7		4		6		9	
8	5	4	2		1	7	6	3
	9		8		3		5	
		2		1		9	8	5
9	1	5	7		2	3		6
3	4	8		6		2	7	1

→

解答

6	8	9	1	3	7	5	2	4
4	3	7	5	2	8	6	1	9
5	2	1	6	4	9	8	3	7
2	7	3	4	5	6	1	9	8
8	5	4	2	9	1	7	6	3
1	9	6	8	7	3	4	5	2
7	6	2	3	1	4	9	8	5
9	1	5	7	8	2	3	4	6
3	4	8	9	6	5	2	7	1

あいているスペースに、仮の数字を書き込んでみるという方法もあります。

「ナンバープレイス」を解くためのテクニック

タテ、ヨコ、3×3のブロック内の数字とだぶらないように考えていくと、残りの数字が決まっていきます。「このマスにはこの数字しか入らない」というところを探していけば、最後まで解くことができます。

❶ 1に注目します。真ん中と右の3×3のブロックにはすでに1が入っているので、左のブロックで1が入るのは、ヨコの列とだぶらないAのマスになります。

❷ 1に注目します。左上の3×3のブロックのどのマスに入るかを考えます。タテの列、ヨコの列でだぶらないのはBのマスだけです。Bに1が入ります。

❸ 上の列には2から9までの8つの数字が入っているので、Cのマスには1が入ります。

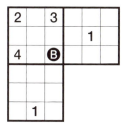

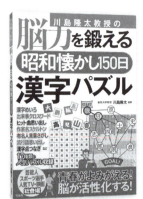

川島隆太教授の
脳力を鍛える 昭和懐かし150日 漢字パズル

東北大学教授 川島隆太 監修

定価 **820円**（税込）

1日1問 漢字パズルで 記憶力・集中力 UP!

- 出来事クロスワード
- ヒット曲思い出し
- 作家名スケルトン
- 有名人言葉さがし
- 流行語思い出し
- 漢字点つなぎ
- 漢字あわせ札 ほか

例題 漢字めいろ

昭和32年、ある女優がデビューしました。この人物の名前は何でしょう？ 正しい漢字を通ってゴールまで進んでください。

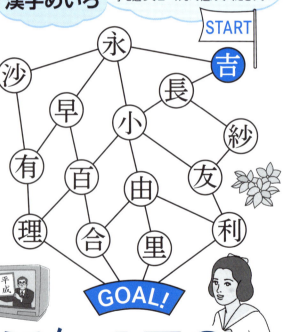

\ 青春がよみがえる /
17種類の人気パズル全150問

宝島社　お求めは書店、公式通販サイト・宝島チャンネルで。

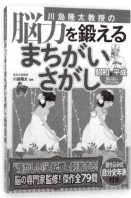
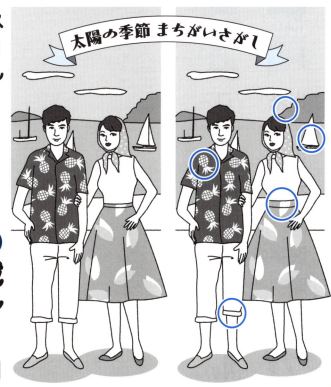

東北大学教授・医学博士

川島隆太 （かわしま・りゅうた）

1959年、千葉県生まれ。東北大学医学部卒業、同大学院医学研究科修了。スウェーデン王国カロリンスカ研究所客員研究員、東北大学加齢医学研究所助手、同専任講師を経て、現在、同大学加齢医学研究所所長。スマート・エイジング国際共同研究センター、応用脳科学研究分野、認知機能発達寄附研究部門教授。『川島隆太教授のもっと脳力を鍛える150日パズル』（宝島社）ほか、著書・監修書多数。

STAFF

編集‥‥‥‥‥‥‥‥‥‥‥‥橋詰久史（宝島社）、星野由香里
パズル制作‥‥‥‥‥‥‥‥スカイネットコーポレーション
表紙デザイン‥‥‥‥‥‥‥杉本欣右
本文デザイン・DTP‥‥‥‥秋元真菜美、大山陽子、角一葉（志岐デザイン事務所）
イラスト‥‥‥‥‥‥‥‥‥笹山敦子
似顔絵‥‥‥‥‥‥‥‥‥‥アベクニコ

本書に関するご質問は、ファクス（03-3239-3688）、または返信用切手を同封のうえ封書にてのみ受け付けいたします。追ってファクスまたは封書にて回答させていただきます。内容によっては、回答に時間を要することがございます。

川島隆太教授の
もの忘れ・認知症を撃退する
脳の体操100日ドリル

2018年12月28日　　第1刷発行
2022年 9月23日　　第3刷発行

著者‥‥‥‥‥‥‥‥‥‥‥川島隆太
発行人‥‥‥‥‥‥‥‥‥‥蓮見清一
発行所‥‥‥‥‥‥‥‥‥‥株式会社宝島社
　　　　　　　　　　　　〒102-8388
　　　　　　　　　　　　東京都千代田区一番町25番地
　　　　　　　　　　　　営業　03（3234）4621
　　　　　　　　　　　　編集　03（3239）0928
　　　　　　　　　　　　https://tkj.jp

印刷・製本‥‥‥‥‥‥‥‥サンケイ総合印刷株式会社

本書の無断転載・複製を禁じます。乱丁・落丁本は送料小社負担にてお取り替えいたします。
ⒸRyuta Kawashima 2018 Printed in Japan
ISBN978-4-8002-9015-1